Caroline Régnard-Mayer

Frauenpower trotz MS
... aus dem Leben gegriffen!

Das vorliegende, überarbeitete Buch
"Frauenpower trotz MS Teil 1" wurde 2009 im
BOD-Verlag erstveröffentlicht.

Für meine beiden Kinder,
Sarah und Joel.

Ihr seid große Klasse
und ich liebe euch!
Eure Mama

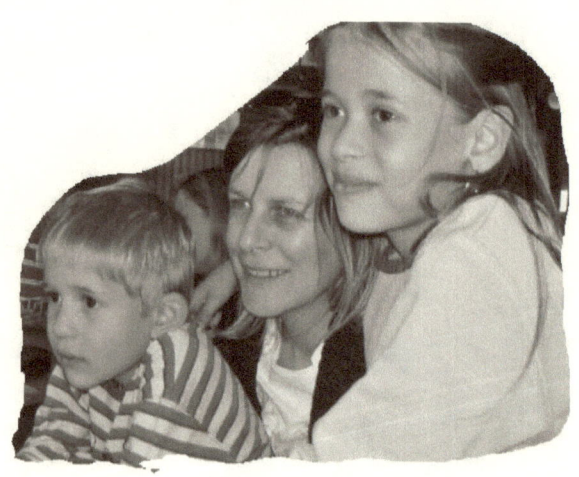

Frauenpower trotz MS
... aus dem Leben gegriffen!

~ Frauenpower trotz MS Teil 1 ~

Autorenseite:
www.frauenpower-ms.jimdo.com

Ihr Blog mit wertvollen Tipps rund um das
Thema MS, eigenen Gedanken, Erlebtem und
Büchervorstellungen finden Sie unter:
www.caroregm.blogspot.de

caroline.regnardmayer@facebook.com
(Facebook)
caroregm (Twitter)

**Bibliografische Information der Deutschen
Nationalbibliothek**
Die Deutsche Nationalbibliothek verzeichnet diese
Publikation in der Deutschen Nationalbibliografie;
detaillierte bibliografische Daten sind im Internet
über http://dnb.d-nb.de abrufbar.

**Frauenpower trotz MS
... aus dem Leben gegriffen!**
Teil 1 der Trilogie

Satz und Layout: Caroline Régnard-Mayer
Covervorlage: CreateSpace
Druck und Bindung: createspace.com

ISBN 13: 978-1523920709
ISBN 10: 152392070X

Inhalt

Warum eine dritte Auflage?

Es gibt dafür mehrere Gründe. Nach 5 Jahren konnte ich endlich den Verlag wechseln und werde zu einem moderaten Preis meinen Lesern alle drei Teile der Trilogie einzeln anbieten. Ich möchte unabhängig bleiben, lehnte zwei Verlage ab und gelte nun als sogenannter Selfpublisher. Egal wie man es nennt, ich bin frei, denn die MS zeigt mir oft genug ihre Grenzen, die ich heute aber rechtzeitig erkenne.

An den Texten veränderte ich nichts, auch wenn es mir in den Fingern juckte. Es sind über 7 Jahre vergangen seit ich diesen Ihnen vorliegenden Band 1 geschrieben habe. An der Vergangenheit und den Ereignissen änderte sich nichts, ich erlebte sie so, wie Sie es bald lesen werden. Auch wenn ich manches im Nachhinein etwas anders erklären würde oder heute mit anderen Augen sehe. Die Zeit heilt doch fast alle Wunden. Außerdem veränderte ich mich seit der Diagnose und gehe heute anders mit meiner Erkrankung um - ich habe das Unvermeidliche akzeptiert. Trotzallem ist das 1. Buch für mich ein Meilenstein, mit dem mein Autorendasein begonnen hat und meine Seele konnte in all den Jahren des Schreibens gesunden. Ich freue mich, Ihnen die ersten Jahre vor und nach der Diagnose Multiple Sklerose erzählen zu dürfen.

Ihre Caroline Régnard-Mayer
Februar 2016

Lebenslauf

Caroline Régnard-Mayer
44 Jahre; wohnt in Landau/Pfalz; MTLA; alleinerziehend mit zwei Kindern ; Diagnose Februar 2004; schubförmig remittierender Verlauf; Therapien wie Interferone, Copaxone, Homöopathie; z.Zt. Tysabri; Hobbies: Spazieren im Wald, Lesen, Freunde treffen, meine Kinder.

Nach einer gescheiterten Ehe 2002 und dem enormen finanziellen Abstieg, aber zwei wunderbaren Kindern, hatte ich im Jahr 2004 mein Leben wieder im Griff. Doch der Tag der Diagnose im Februar 2004 veränderte mein Leben grundlegend. Es bedurfte einer langen Zeit, um zu verstehen, umzudenken, sich neu zu orientieren und organisieren.

Mit 39 Jahren bekam ich es schwarz auf weiß, dass ich die Krankheit MS habe und sie mich nun durch mein Leben begleiten sollte. Mitten im Leben, allein mit zwei Kindern, versuchte ich ganze vier Monate, das „Normale" aufrechtzuerhalten und begann, der Krankheit mit den 1000 Gesichtern den Kampf anzusagen.
Anstatt mir Ruhe zu gönnen, schulterte ich mir noch mehr auf und horchte nicht mehr in mich hinein. Zwei bis drei Schübe im Jahr waren die Folge. Aber ich wollte es ja allen beweisen und mir am meisten.
Nun horche ich endlich in mich hinein und

möchte auch etwas von meiner Geschichte Menschen erzählen, die in einer ähnlichen Situation sind und vielleicht ähnlich denken und handeln. Vielleicht kann ich sie ein klein wenig davon überzeugen, rechtzeitig auf ihre innere Stimme zu hören und sich nicht zu verlieren.

Durch die MS lebe ich bewusster. Ich nehme meine Bedürfnisse und Wünsche ernst und versuche, mit Menschen in Kontakt zu bleiben, die mir gut tun.
Es gibt Tage, da geht nichts und andere Tage, an denen ich vieles erleben darf und will. Von vielen Gewohnheiten habe ich schon Abschied nehmen müssen. Doch es gibt Dinge, die ich vor der Erkrankung nie getan hätte.

An dieser Stelle danke ich meiner Freundin Katja, die mir im November ein Buch über eine Künstlerin, die über ihre MS schreibt, in die Klinik brachte. Katja war nicht nur da, als ich sie brauchte, sie brachte den Stein in meinem Inneren zum Rollen, um selbst ein Buch zu schreiben.

Ich krempelte wie schon so oft in meinem Leben die Ärmel hoch und schrieb mir alles von der Seele. Sie waren sehr wichtig für mich, die vielen Monate des Schreibens, aber manchmal hätte ich gerne die einzelnen Momente des Eintauchens in die Vergangenheit in die letzten Ecken meines Bewusstseins verdrängt. Waren sie dort nicht

all die Jahre gut aufgehoben?
Nun es ist vollbracht, und ich schließe stolz die
Kapitel meines bisherigen Lebens.

Vorwort

Ich bin am Ende meines Ziels, das Buch ist nun druckreif. Nichts möchte ich mehr verändern. Rechtschreib- und Kommafehler, die ich eventuell doch übersehen habe, wird man mir hoffentlich verzeihen. Die Beiträge verfasste ich so, wie es mir das Leben vorgegeben hat.

Am Ende liegen nun aufregende und aufwühlende Monate hinter mir, aber mit tatvollen und unterstützenden Worten habe ich es geschafft und bin mächtig stolz auf mich.

Jeder Mensch, der an einer chronischen Erkrankung wie die Multiple Sklerose erkrankt ist, hat seine eigene Geschichte, seine persönlichen Erfahrungen und seinen Leidensweg mit der Krankheit Multiple Sklerose. So soll es auch von den Lesern gesehen werden.

Die Kapitel dieses Buchs spiegeln einige Jahre meines Lebens vor und nach der Diagnose. Freunde und liebe Menschen schrieben Gastbeiträge, die dem Leser Einblick in mein Umfeld und die Gedanken aus einer anderen Perspektive geben sollen.

Mein Anliegen war vor allem Neubetroffenen Mut zu machen und vielleicht eine Richtung zu weisen. In manchen von mir geschriebenen Beiträge sich selbst zu erkennen und rechtzeitig seine Ziele nicht aus den Augen zu

verlieren. Durch die Landauer Selbsthilfegruppe, Klinik- und Rehaaufenthalte und
meinem kontaktfreudigen Charakter, kenne ich
viele an MS erkrankte Menschen. Jeder von
ihnen hat seine eigene Geschichte und doch
verbindet uns etwas, das Nicht-Erkrankte zum
Außenseiter macht. So verschieden unsere
Lebenserfahrungen sind, findet sich der ein
oder andere vielleicht in meinem Buch wieder!

Landau im Juli 2009

Die ersten Symptome oder der „eingebildete" Patient!

Wenn ich heute zurückblicke, begannen die Gründe bzw. Vorstufen am Ausbruch meiner Erkrankung 1995 mit der Geburt meiner Tochter, deren angeborene Hüftdysplasie und die damit verbundenen Sorgen, Ängste und Aufopferungen mich bis ans Äußerste meiner Kräfte brachten. Sarah wurde viermal in ihren ersten zwei Lebensjahren operiert, und ein schweres Asthma kam im ersten Jahr ihres Lebens dazu. Ich war verheiratet und doch alleine, ob es um die teils sehr kräftezehrende Pflege von Sarah und die vielen Klinikaufenthalte ging, oder um zu treffende Entscheidungen. Nur meine Eltern unterstützten mich, soweit es bei 300 km Entfernung ging.

Eine tatkräftige Unterstützung hatte ich auch in meiner Freundin Susanne in Erlangen. Die vielen Arzttermine, Kontrolluntersuchungen und Klinikbesuche ließen keine Zeit für andere Erlebnisse und keinen Ausgleich. Erschöpfung, Schlafdefizit und Wahnvorstellungen begleiteten meinen Alltag. In dieser Zeit hatte ich oft das Gefühl, meine Beine oder Hände würden mir den Dienst versagen. Aber da ich von Natur aus ein zupackender, positiv denkender Mensch bin, meisterte ich auch diese sehr schwere Phase meines Lebens.

Wie ich die Kraft dafür aufbrachte, weiß ich heute nicht mehr. Nochmals so etwas zu durchleben, scheint mir unmöglich. Aber noch viele Prüfungen sollten mir bevorstehen. Mein

Leitspruch ist auf pfälzisch ausgedrückt: Als weiter!

Gründe für die Erkrankung zu finden gäbe es viele, aber das Warum ist unwichtig. Wichtig ist, so damit zurechtzukommen, dass ich ein den Umständen entsprechendes, erfülltes Leben führen kann.

Im Jahr 1998 hatte ich erste Taubheitsgefühle in den Händen, vor allem nachts, die ich irgend-wann endlich ernst nahm. Mein damaliger Hausarzt, den ich nach Monaten anhaltender Beschwerden aufsuchte, hatte keine Erklärung dafür. Er konnte mich soweit beruhigen, dass ich versuchte, die tauben Hände morgens zu ignorieren. Und siehe da, so wie die Symptome plötzlich kamen, so waren sie auch wieder ver-schwunden.

Ich ging meinem Alltag nach, fuhr mit meiner dreijährigen Tochter Sarah aufgrund ihres Asthmas zur Reha nach Davos. In diesem Jahr sind mein damaliger Mann, Sarah und ich von Erlangen zurück in die Pfalz gezogen. Wir hatten uns eine Doppelhaushälfte in der Nähe von Landau gekauft. Den Innenausbau mach-ten wir selbst. Auch die Erkrankung meiner Tochter hielt mich auf Trab. Dadurch hatte ich eine gute Entschuldigung für meine Stress-symptome, die Erschöpfungszustände und die tauben Hände. Ebenso für die mittlerweile hinzugekommenen Sensibilitätsstörungen in den Beinen.

Da die MS sich oft ganz diskret in unser Leben einschleicht, erkennen wir meistens die Erstsymptome nicht. Aber die Vorboten sind da, auch wenn nur andeutungsweise. Viele MS-Patienten können rückblickend über Krankheitsanzeichen berichten, die man sehr schwer als erste Anzeichen erkennt. So kann auch ich nicht mit Sicherheit sagen, wann meine MS überhaupt begann. Der Verdacht liegt aber nahe, seit der Geburt meiner Tochter.

Mein Diagnosetag ist der Februar 2004, schriftlich festgehalten im Abschlussbericht des Klinikums Ludwigshafen. Das Ende wird nie festgeschrieben werden. Unheilbar ist nun einmal unheilbar.

Im Sommer 1998 hatte ich eine Fehlgeburt in der 12. Schwangerschaftswoche. Die Monate danach war ich antriebslos, ständig erschöpft, traurig und hatte gelegentlich Taubheitsgefühle in den Händen. Eine erneute „Ausrede" war gefunden. Die nächste Schwangerschaft verlief ohne nennenswerte Komplikationen, außer dass ich eine sehr schwere Grippe zu Beginn erlitt. Zudem begleiteten mich ständige Müdigkeit und Übelkeit bis zum Ende der Schwangerschaft. Meine Blutzuckerwerte kletterten bedenklich in die Höhen. Da ich mein Baby nicht mit Medikamenten belasten wollte, hielt ich eine strenge Diät ein. Im Nachhinein war diese Schwangerschaft für die MS nicht förderlich, aber heute möchte ich meinen Sohn um nichts in der Welt wieder hergeben. So wie meine kleine Tochter.

Joel war in den ersten fünf Monaten ein gesundes Kind, bis auch bei ihm eine beidseitige Hüftdysplasie diagnostiziert wurde. Zum Glück musste er nicht operiert werden. Aber in einer orthopädischen Klinik in Erlangen bekam er, wie Sarah, eine spezielle Hüftschiene, die er nun Tag und Nacht tragen musste.
Mein Söhnchen fiel tagsüber in kurz andauernde Erschöpfungsschlafzustände, und nachts weckte er mich alle 30 bis 45 Minuten. Ich konnte mich in diesen 6 Monaten seiner Therapie kaum noch auf den Beinen halten.
Sarah wachte zu dieser Zeit auch noch drei bis viermal in der Nacht auf. Mein Mann zog ins Gästezimmer in den Keller, unterstützte mich sehr wenig, als ginge ihn das Ganze nichts an. Unsere Ehe ging ein Jahr später dann in die Brüche.

Ob ich zwischen 1998 und 2001 irgendwelche weitere Symptome bezüglich der MS hatte, kann ich heute nicht mehr mit Bestimmtheit sagen. Für mich blieb damals keine Zeit. Ich war in dieser Zeit chronisch übermüdet, antriebslos, gelegentliche hatte ich Taubheitsgefühle in den Händen und das erste Mal im linken Bein, jedoch sehr diskret.

Im März 2001 suchte ich aufgrund von Taubheitsgefühlen der linken Leiste und des linken Beines einschließlich tauber Zehen, meinen Hausarzt auf, der mich zuerst zum

Neurologen Dr. E. und dieser mich wiederum zum Orthopäden überwies. Dieser Orthopäde begleitet mich noch heute ärztlich. Er stellte damals bei Tests schon abgeschwächte Reaktionen fest, z.B. leichte motorische Störungen, Schwäche beim Stufentest und diversen anderen Tests. Er hatte den Verdacht auf eine Polyradiculitis (Virus, der die Wirbelsäule befällt) und eine lumbale Nucleusprotrusion (Bandscheibenvorwölbung). Es wurde ein MRT der LWS und untere BWS, eine neurologische Abklärung und Schonung verordnet. Beim MRT kam nur eine leichte Bandscheibenprotrusion L4/5 heraus, mit der ich heute immer noch sehr gut lebe.

Also zum nächsten Neurologen, denn ich wollte eine zweite Meinung von einem anderen Facharzt. Dieser meinte, den Verdacht einer Polyradikulopathie könnte man vermuten, auch wenn das Beschwerdebild nicht typisch sei, und hat mir weiterhin das Medikament Keltican verordnet. Da mir keiner damals richtig helfen konnte, wartete ich einfach ab, bis die Sensibilitätsstörungen und Taubheitsgefühle und verschwanden.

In meiner Familie änderte sich am 10. Juni 2001 schlagartig alles. Mein damaliger Mann erkrankte an einem Hirntumor. Nach seiner Operation und anschließenden Reha zog er ohne Ankündigung, aber mit gesperrten Konten und Postnachsendeantrag bei uns zu Hause aus. Seine Eltern und er standen plötzlich mit Koffern vor der Tür und nahmen alle wichtigen Unterlagen und Persönliches (Silberbesteck!!) mit.

Ich stand nun mit zwei kleinen Kindern (Sarah 5 und Joel 2) von heute auf morgen ohne Geld alleine da. Ich musste schnell handeln und suchte mir sofort eine Putzaushilfestelle im Hallenbad, einen Rechtsanwalt und eine neue Wohnung. Das Haus schrieb ich zum Verkauf aus.

Meine Symptome setzten wieder ein. Da unerträgliche starke Schmerzen dazukamen, dachte ich an eine Thrombose. Nach dem Dienst im Hallenbad, nachts gegen 1.00 Uhr, fuhr ich deswegen zur Notfalldienstzentrale. Fehlalarm! Es folgten Schmerzmittel, 10kg Gewichtsabnahme, Umzug. Ich fing am 01.03.2002 eine Halbtagsstelle mit Nacht- und Wochenenddiensten als MTA in einer Klinik an. Da ich unter permanentem Stress mit dem Beruf, den Kindern, Gerichtsprozessen wegen Unterhalt und Umgangsrecht und der finanziellen Sorgen stand, kamen die Symptome immer wieder zurück. Auch meine Augen waren im Herbst 2002 betroffen. Zum Glück bildete sich damals noch alles zurück.

Im Juli 2003 ging ich wieder zum Neurologen, der mir Antidepressiva und Schlafmittel verschrieb. Lakonisch meinte er: "Zu große familiäre Belastungen!" Zu Hause schmiss ich alles in den Mülleimer, denn ich hatte Taubheitsgefühle und keine Depressionen. Die Praxis dieses Neurologen habe ich nie mehr betreten.

Wieder abwarten, dass die Symptome verschwinden? Nein, ich spürte, dass etwas mit mir nicht stimmte. Ich brachte im Labor keine richtige Leistung, war erschöpft, hatte Konzentrationsprobleme und ein ständiges Einknicken im linken Bein. Der Frauenarzt, den ich in meiner Verzweiflung aufsuchte, konnte verständlicherweise auch nichts feststellen.

Ende Mai 2003 beendete ich meine befristete Stelle im Krankenhaus. Durch Umstrukturierungen in der Klinik wurden keine weiteren Stellen benötigt. Ich war nun arbeitslos. Mit meinen Kindern fuhr ich 4 Wochen zur Reha in eine psychosomatische Klinik nach Bad Kreuznach. Es war dieser heiße Jahrhundertsommer. Meine Beine funktionierten dort fast gar nicht mehr. Von der Stationsärztin bekam ich den tollen Tipp, meinen Kopf frei zu machen, dann könnte ich wieder laufen. Wieder die Diagnose Depression!
Wenn ich heute darüber nachdenke, wundert es mich, dass ich nicht wirklich Depressionen bekam, bei all dem ganzen Quatsch!

Zu Hause ging ich nochmals zum Orthopäden. Aufgrund von Röntgenbildern, die ich selbst im Krankenhaus bei der vorhergehenden Arbeitsstelle machen ließ, hatte ich nun eine post-infektiöse Polyradiculitis[1], eine geringe Skoliose und eine angeborene Hüftdysplasie. Krankengymnastik wurde verordnet.

Mittlerweile hatte ich mich zu einem Strahlen-schutzkurs in Karlsruhe angemeldet, um be-ruflich weiterzukommen. Drei stressreiche Wochen von morgens 6.30 Uhr bis 19.30 Uhr folgten. Die Prüfung konnte ich mit Erfolg ab-schließen.
Im September 2003 musste ich erneut den Neurologen aufsuchen, der mir heute noch treu zur Seite steht. Ich hatte wieder Taubheits-gefühle und Sensibilitätsstörungen in den Beinen und Händen.
Wir wissen ja alle, dass bei MS keine Herde in der LWS zu finden sind, und da mein Arzt anscheinend damals schon einen Verdacht hatte, schickte er mich zum MRT der BWS. Diese MRT-Untersuchungen sind der reinste Horror für mich, da ich unter Klaustrophobie leide. Nur mit Beruhigungsmitteln lege ich mich in solch eine Röhre, denn schon beim Betreten der radiologischen Räume ereilt mich die Panik, und ich denke an eine Umkehr.

In seinem Bericht stand: Verdacht eines älteren myelitischen Herdes. Im MRT sah man diskret ein intramedulläres Ödem, möglicherweise ent-zündlicher Genese. Der Radiologe äußerte den Verdacht auf eine demyelinisierende Er-

---

[1] Virus, der die Wirbelsäule befällt

krankung. Ein Schädel-MRT wurde empfohlen.

Diese Untersuchung ließ ich erst im Januar 2004 machen, da mir mein Hausarzt nach dem Befund mitteilte: „Sie sind doch gesund und nur eine Belastung für die Krankenkasse durch die MRT-Kosten!".
Aber im Dezember 2003 während einer Reha mit meiner Tochter in Davos, ging es mir sehr schlecht, die üblichen Ausfälle und Schwindelanfälle.
Mein Neurologe deutete dann schon nach dem Befund des Schädel-MRTs an (Marklagerläsionen, dicht am Balken Entmarkungsherde mit Schrankenstörung, Verdacht auf MS), dass auch er eine MS vermute und überwies mich ins Klinikum Ludwigshafen zur Lumbalpunktion und weiteren Abklärung im Februar 2004.

„Wo war der „eingebildete" Patient?" fragte ich mich ...

„Der Diagnose-Schock"

Am 17.02.04 kam ich nun mit zwiespältigen Gefühlen, mit einer großen Angst vor der Wahrheit, auf der anderen Seite mit positivem Denken - mich wird es schon nicht treffen - im Klinikum Ludwigshafen Neuro 1 an. Mein Vater fuhr mich in die Klinik. Von nun ab war ich auf mich alleine gestellt.
Es folgten endlose Untersuchungen von EEG, Blutentnahme, SEP, AEP und vieles mehr. Nichts verstand ich von all dem — heute bin ich fast Weltmeister im Verstehen! Ausführliche Gespräche über meine Symptome der letzten Jahre folgten.

Am zweiten Tag erfolgte dann die Lumbalpunktion. Einmal und nie mehr!!!
Ich hatte solch eine Angst und dann das Gefühl der Nadel in meinem Rückenmark, nicht in Worten zu beschreiben. Die Assistenzärztin musste noch sehr unerfahren sein nach dieser Folterprozedur, ihren Schweißperlen auf der Stirn und ihrem plötzlichen Verschwinden zu urteilen. Anschließend befolgte ich den Rat der Ärzte, 12 Stunden zu liegen und viel zu trinken, aber aus den wenigen Stunden wurden noch fünf Tage Bettruhe. Denn ich bekam nach der Punktion solche unerträglichen Kopfschmerzen, die nicht an meine schlimmsten Migräneanfällen herankamen. Zum Glück ging es meiner Bettnachbarin Katja auch so, sonst hätte ich an mir gezweifelt.
Die kommenden fünf Tage verbrachten wir im

Liegen mit Essen, Erzählen und Hoffen.

Mit Katja, die am selben Tag die Diagnose erhielt, verbindet mich heute eine Freundschaft mit allen Höhen und Tiefen. Bei meinen schlimmsten Schüben steht sie immer an meinem Klinikbett.

Nun hieß es abwarten, und die Ergebnisse ließen auf sich warten, da es das Faschingswochenende war. Helau!

Eigentlich habe ich es ja geahnt, aber als der Oberarzt mit drei Assistenzärzten am 21.02.04 vor meinem Bett stand, war es doch ein unbegreiflicher SCHOCK.

Ich hatte MS.

Vor den Ärzten behielt ich die Fassung, beruhigte sie noch, weil sie so anteilnehmend waren. Ich dachte, die reden über jemand anderen, aber doch nicht über mich!! Aber dann ...

Katja und ich weinten zusammen, jeder für sich und doch auch um die andere.

Was man in solch einem Moment empfindet, wenn man über eine unheilbare Erkrankung erfährt, ist fast unmöglich in Worte zu fassen. Schock, Lähmung, Zukunftsangst, tausende von Fragen, nicht begreifen, nichts Greifbares, ein Nebel umgibt einem. Es trifft dann doch nicht immer nur die Anderen!

Eine halbe Stunde später kam mein Vater. Er versuchte die Fassung zu wahren, da er eine starke Persönlichkeit ist. Die nächsten Tränen liefen mir über das Gesicht. Ich nahm meine Tasche und fuhr mit ihm nach Hause zu meiner Mutter und meinen Kindern.

Ich sah alles nur durch einen Schleier, versuchte gefasst meinen Kindern gegenüberzutreten, da sie mich nur als starke Mama kennen und sehr klein waren. Meine Mutter versuchte auch die Fassung zu bewahren. Wie es in ihr aussah, kann man sich vorstellen.

Das Mittagessen habe ich überstanden, die Wochen und Monate danach auch. Ich saß an diesem „ersten" Abend alleine auf der Couch, die Kinder schliefen. Mein Blick war ausdruckslos, mein Körper erstarrt. Ich fühlte mich wie in einer leeren Hülle. Regungslos und absolut unfähig, überhaupt zu begreifen.

Nach den vielen Jahren der Suche meiner Symptome hatte das Ganze endlich einen Namen. Aber welch einen Namen: Multiple Sklerose.

Wie in Trance verstand ich auch irgendwie, dass ich damit endlich etwas anfangen konnte und entsprechend handeln.

Am nächsten Tag kaufte ich mein erstes Buch über das Thema MS. Ich wollte alles über diese miese Erkrankung wissen. Was wird sie aus mir machen? Gibt es Medikamente? Welche Therapie? Wie geht es beruflich weiter?

Denn schon montags fing ich eine neue

Arbeitsstelle als MTA halbtags mit Wochenend- und Nachtdiensten in der Asklepiusklinik Germersheim an. Irgendwie habe ich es bis zu diesem Montag geschafft, zu funktionieren.

Viele Freunde haben angerufen und mir ihre Hilfe oder Gespräche angeboten. Leider haben sich einige mit Verschlimmerung meiner Erkrankung aus dem Staub gemacht. Aber ich habe noch einige wertvolle Freundinnen mit Anhang, die bis heute zu mir halten. Sie sehen in mir den Menschen, der ich immer noch bin und nicht die MS, die mich seelisch und körperlich verändert hat.

Auch meine Eltern und mein Bruder waren im Schockzustand. Besonders meine Eltern unterstützten mich sehr.
Mit dem Krankheitsschock musste ich alleine fertig werden. Immer wieder starrte ich stundenlang vor mich hin.

Mein erster Arbeitstag verlief gut, ich war abgelenkt. Leider hatte ich Ende März meinen nächsten Schub. Mir fiel ständig etwas aus der Hand. In den Armen hatte ich Taubheitsgefühle, und ich hatte Konzentrationsprobleme. Mein Neurologe verschrieb mir orales Cortison, damit ich weiterarbeiten konnte. Begriffen hatte ich damals nicht, warum ich es nehmen soll und habe auch zu spät die Symptome bemerkt, die sich vor einem Schub ankündigen. Denn immer noch glaubte ich nicht an meine unheilbare Erkrankung, die mich ein Leben lang begleiten sollte.

Im Labor für meine Kollegen hatte ich eine Nervenentzündung, da mein Mondgesicht am Morgen nicht zu übersehen war. Ich konnte mit der Krankheit noch nicht umgehen, hasste sie. Die ersten Anzeichen eines Schubs übersah ich damals noch.
Da ich trotz allem sehr schnell eingearbeitet war, selbst im Röntgen und im neu erlernten EKG-Bereich, wurde ich umgehend für Nacht- und Wochenenddienste eingesetzt.
Ich wollte unter allen Umständen im Beruf bleiben und versuchte vier Monate das „Normale" aufrecht zu erhalten.

Mein nächster Schub im Juni kostete mich meine Arbeitsstelle, da ich noch in der Probe- zeit war. Hätte ich doch damals schon einen Schwerbehindertenausweis gehabt!

Ich hatte Gleichgewichts- und Sensibilitäts- störungen, Sehprobleme, Gangunsicherheit, Missempfindungen in den Beinen und Armen, konnte kaum die Treppe in unsere Dach- wohnung laufen. Ich wurde krankgeschrieben, bekam 5x1000mg Cortison und zur Krönung des Ganzen die Kündigung.
Ich verstand zwar auch meinen Arbeitgeber, aber trotzdem kam ich mir wie weggeworfener Müll vor, als Mensch entwertet, der vielleicht nur vorübergehend keine Leistung bringen konnte, überflüssig, und ich verfluchte meine MS. Noch in dieser Zeit hoffte ich, dass das

Klinikum anrufen würde und mir mitteilen, dass sie die Blut- und Liquorproben vertauscht hätten. Ich weiß, dass es irrational und befremdend für den Leser ist, aber die Hoffnung stirbt zuletzt.

Ich verstand die Welt nicht mehr, mich am wenigstens, bemitleidete mich, war unausstehlich.
Außer mich schonen und das Cortison wirken zulassen, konnte ich nicht viel tun. Ich wartete auf eine Rehabilitationsmaßnahme. Während dieser Zeit suchte ich mir mit den Kindern eine neue Wohnung im Erdgeschoß, durchstöberte das Internet nach allem, das mit MS zu tun hatte und kaufte Bücher darüber.

Ende Juli fing ich an, Betaferon[2] zu spritzen. Die ersten drei Monate hatte ich jeden zweiten Tag leichtes Fieber, Gliederschmerzen und Schüttelfrost. Bei jeder Spritze dachte ich ans Aufhören. Aber ich hoffte so auf ein schubfreies Leben und kämpfte mich irgendwie durch.
Ich versuchte auf der einen Seite positiv zu denken, auf der anderen Seite fragte ich mich ständig, warum ich?! Dann verschwanden allmählich die Nebenwirkungen. Leider hatte ich noch viele Restsymptome vom Schub und war froh, Mitte September in die Reha nach Bad Buchau/ Schwäb. Alb fahren zu dürfen.
Die neue Wohnung hatte ich ab 1.10. gemietet.

---

[2] Medikament Interferon, Basistherapie

Über Umzug und Packen machte ich mir noch keine Gedanken, nur eine neue Küche bestellte ich noch vorrausschauend. Dann machte ich mich auf den Weg nach Bad Buchau!

Ich wollte und konnte es zum damaligen Zeitpunkt nicht begreifen, akzeptieren schon gar nicht. Ich lebe mit ihr oder sie mit mir, aber akzeptieren – Nein! Ich kämpfe gegen sie, jeden Tag auf ein Neues, mal mehr, mal weniger. Ich kann sie nicht bezwingen, und bei jedem Überlisten bekomme ich die Quittung. Aber wir beide versuchen, miteinander auszukommen, mal mehr, mal weniger.

Die MS war ein Schock für mich,
aber auch ein zweites Leben.
Nicht besser und schon gar nicht schöner,
aber anders, teils interessanter.
Ich habe zu vielen Dingen einen anderen Bezug
bekommen,
Unwichtiges tritt in den Hintergrund,
habe in der Religion viel Trost und Antworten
gefunden,
nehme das Leben intensiver wahr,
habe auch viel einstecken müssen - manchmal
zu viel.
Mit der MS kam auch die Einsamkeit, das
Verlassen-werden und das Anderssein.

Nach dem Schock kam das Begreifen. Danach käme vielleicht das Akzeptieren, das will ich nicht. Ich hätte das Gefühl mich aufzugeben. Ich weiß auch, dass ich meine Erkrankung nicht besiegen kann, aber ich werde niemals aufgeben, zu kämpfen!

(Anmerkung: Stand 03/2011)
„Man soll nie, nie sagen! Nach Jahren habe ich akzeptiert und es ist gut, so wie es jetzt ist.

Ich bekenne bzw. oute mich!

Als ich die Überschrift zu diesem Artikel schrieb, schaute mir meine Tochter über die Schulter und meinte: „Was hat die MS mit outen zu tun?"
Nun saß ich da am PC alleine und grübelte. Laut meiner Tochter sollte ich etwas bekannt geben. Wir werden sehen! Nun lege ich mal los, und am Ende werde ich mir dieselbe Frage noch einmal stellen: Outen bzw. etwas bekannt geben bzw. mich bekennen?

Das Leben steckt manchmal voller Über-raschungen und kann so spannend wie im Kriminalroman sein. Nur jeder von uns sieht es aus einer anderen Perspektive.

Ich für meinen Teil hatte nun die Diagnose, aber noch kein Rezept, wie ich damit umgehen sollte. Wie sage ich es den anderen? Will ich es überhaupt sagen? Und warum?

Meine Eltern waren die ersten, die von „meiner" MS erfuhren. Bestürzung und Ratlosigkeit machten sich breit. Es hat lange Zeit gedauert, dass beide etwas über die Krankheit gelesen haben. Aber was ist schon Zeit? Nach dem Schock kam das Annehmen, das Hoffen auf neue Therapien und Medikamente. Gesprochen wurde wenig über meine Erkrankung. Das Leben musste auch für meine Eltern weitergehen. Dies erzählt mir meine Mutter aus heutiger Sicht.

Meine Kinder konnte ich erst mit den Jahren an das Thema heranführen. Mein Sohn war damals 4 Jahre und meine Tochter 8 Jahre. Beide spürten aber von Anfang an, dass etwas Unheilvolles über uns schwebte. Sie hatten Angst, dass sie nun auch mich verlieren könnten. Ich nahm bei meinen Kindern das Wort MS nicht in den Mund, da es mir selbst noch so fremd war.

Im März 2004 fing ich meine neue Arbeitsstelle als MTA an, und da waren wir aufs erste alle mit dem Neuorganisieren des Alltags beschäftigt. Erst mit der Zeit begriffen meine Zwei, dass ich als Mutter nicht mehr so leistungsfähig war, auch trauriger als früher. Mit dem zweiten offiziellen Schub seit der Diagnose, kamen für die Kinder auch deutliche Veränderungen, denn jetzt wussten sie mit Sicherheit, ihre Mama ist "anders" als andere Mamis. Denn sichtbare Zeichen, wie Gehschwierigkeiten und Gleichgewichts-störungen, ließen sich nicht mehr verstecken. Auch die beginnenden Interferoninjektionen kamen dazu. Meine Große versuchte ich mit einfachen Worten zu beruhigen. Ob es mir gelungen ist, bezweifle ich heute.

Mit den Jahren und den ständigen Schüben sind sie einfach hineingewachsen. Sie wissen, ich bin die gleiche Mama wie vorher, aber mit körperlichen Einschränkungen. Mein Sohn stellte mir viele Fragen. Er besuchte mich auch in der Klinik und hat sich das MS-Buch für

Kinder mit mir angeschaut. Meine Tochter ist verärgert über die ganze Situation, weil ich „anders" bin, auch nicht berufstätig. Unser Alltag ist oft nicht vergleichbar mit dem Alltag anderer. Sie will keine Einzelheiten über die Erkrankung wissen, ignoriert sie und besucht mich nicht in der Klinik. Aber ich verstehe sie beide. Jeder geht mit dem Verarbeiten einer Erkrankung und Veränderungen anders um. Ich bewundere und danke beiden Kindern für ihr Engagement und Verständnis gegenüber mir und meiner MS.

Meinem neuen Arbeitgeber verschwieg ich die MS. Bei der ärztlichen Untersuchung gab ich nichts preis. Ich wich allen Fragen in dieser Richtung aus. Den ersten Schub Ende März konnte ich mit einer Nervenentzündung erklären. Ich nahm orales Kortison und wurde bedauert. Mich habe ich am meisten bedauert.
Der nächste Schub im Juni bedeutete das Aus im Beruf, und ich wurde in eine andere Richtung vom Schicksal gelenkt. Der leitenden MTA habe ich nach einer Woche Krankmeldung gestanden, dass ich MS habe. Ich beichtete mein Geheimnis und schämte mich für die Erkrankung. Der Rest der Truppe erfuhr es danach, und drei Stunden später wurde ich zur Geschäftsleitung gerufen. Da war ich gefühlsmäßig nur noch am Ende und bat, dass ich selbst kündigen darf wegen dem Arbeitslosengeld. Mir wurde viel Glück gewünscht, und da stand ich nun mit den guten Wünschen vor der Tür!

Ich beantragte eine Rehabilitations-maßnahme. Dort in der Klinik konnte ich über meine Erkrankung sprechen, dies bedeutete, mich bekennen. Ich war nicht alleine damit. Wir saßen alle im gleichen Boot.

Fremden Menschen gegenüber war ich am Anfang meiner Erkrankung sehr verschlossen, da ich nicht einschätzen konnte, wie sie rea-gieren. Mit der Zeit sprach ich auch mit Fremden darüber, um es irgendwie los zu-werden. Außer mitleidvollen und entsetzten Ge-sichtern brachte es mir aber noch mehr see-lische Belastung ein, denn jeder hatte eine Geschichte parat. Entweder sie hatten je-manden in der Familie, der MS hat oder kannten irgend eine andere arme Seele. Sie be-richteten mir ausführlich über deren gesund-heitliches Befinden und Auswirkungen. Sie meinten, ich wäre ja noch gut dran! Auch die vielen Bemerkungen, dass ich noch laufen kann und nicht im Rollstuhl sitze, verstörten mich damals sehr.

Heute werde ich zornig über solche Bemerk-ungen, da sie unnütz und ohne Feingefühl er-zählt werden. Ich überlege mir dreimal, ob ich es fremden Menschen überhaupt erzähle. Aber ich bin heute gewappnet, auf die vielen Fragen zu antworten und die wirklich Interessierten aufzuklären.

Ich spielte am Anfang meiner Erkrankung bis heute die starke Frau, die ich gar nicht bin.

Hauptsache, den Schein nach außen wahren! Mit den Jahren und dem schlechteren Verlauf meiner MS nimmt diese Stärke aber ab. Mein Ausflug mit der MS, um eine Bekannte zu zitieren, nimmt mir Kraft, verkürzt meine Wegstrecken und macht einsam. Nur der Humor bleibt, der über allem steht, der das alles nicht ernst nimmt und alles als ein gigantisches gegen die Zeit laufendes Spiel entlarvt.

In den jeweiligen Schulen meiner Kinder habe ich mich am Anfang auch bedeckt gehalten. Nur durch die vielen Schübe und damit verbundenen Gehprobleme, auch Klinikaufenthalte musste ich mich irgendwann outen. Wir bekamen dann Verständnis für die jeweilige Situation und ich die nötige Portion Mitleid.

Bei der Schulanmeldung zum Gymnasium meines Sohnes werde ich auch nichts erzählen, da verschweige ich sogar seine ADS. Zu viele negative Erfahrungen habe ich gemacht. Den richtigen Zeitpunkt wähle ich.

Nun bin ich am Ende und stelle mir die Frage erneut: Bekennen bzw. bekannt geben – ja?

Ich bekenne mich zu meiner Erkrankung, wenn ich mich danach fühle oder es für mich wichtig ist. Menschen, die meinen, sie müssten mir eine berauschende Geschichte darüber erzählen, lasse ich nicht aussprechen. Es tut mir nicht gut. Denn auch ich habe Rechte als behinderter Mensch und Anspruch auf Mitgefühl und Respekt.

Ich bin ängstlich und doch gespannt und habe Hoffnung, dass mich meine MS nicht ganz vom Weg abbringt. Ich bin auf einem anderen Weg, ob ich ihn gehen will, wurde ich nie gefragt.

Aber wichtig ist nur die Art und Weise, wie ich ihn gehe!

Mein größter Wunsch ist den Jakobsweg zu gehen, und dies werde ich in den nächsten Jahre umsetzen - zum Erstaunen und Entsetzen der Anderen - aber zum Erstaunen und Beweisen mir selbst!

**Im Leben kommt es nur auf das Tun an,
das Genießen und das Leiden
finden sich von selbst ein.**
                    GOETHE

Lebensplanung mit Knick

Die Diagnose MS, aber nicht nur sie, änderte jegliche Planbarkeit in meinem Leben.

Nach einer „unbeschwerten, glücklichen" Kindheit absolvierte ich die Mittlere Reife in der Maria-Ward-Schule, Landau. Bis zum 12. Lebensjahr war ich ein sehr stilles, behütetes Kind, und deshalb wurde für mich auch der Realschulabschluss „entschieden". Damit platzten meine eigenen Pläne - Abitur und Medizin-Studium - wie eine Seifenblase.

Ich besuchte nach der Mittleren Reife das Naturwissenschaftliche Technikum und machte das Examen als Medizinisch technische Laboratoriumsassistentin. Es folgten viele abwechslungsreiche und vor allem erfolgreiche Berufsjahre mit privaten Veränderungen.

Ich plante alles, meine berufliche Laufbahn, mein Privatleben und auch meine Urlaube. Ich war der Meinung, man könnte sein Leben exakt planen, wenn man nur Ziele hat und davon überzeugt ist, diese zu erreichen.

Mit 28 Jahren arbeitete ich in einer Firma im Außendienst mit sehr gutem Verdienst und Firmenauto. Ich wohnte in Mannheim und lernte meinen damaligen Mann kennen. Wir planten ein Leben mit beruflicher und finanzieller Absicherung. Aber schon mit der Geburt meiner Tochter war das Leben nicht mehr planbar. Sie war sehr krank, ich alleine mit der Verantwortung und dem Alltag, der aus Pflege und Klinikaufenthalten bestand. Bereits ein Einkauf oder ein Besuch musste organisiert und geplant werden, da meine Tochter durch das Tragen der Hüftschienen sehr eingeschränkt, war. Auch mit dem Umzug von Erlangen nach Landau in das eigene Haus änderte sich nichts am Alleinsein und meinen Sorgen über Sarahs Erkrankung.

Als mein Sohn mit der gleichen Erkrankung wie meine Tochter auf die Welt kam, war keine Planung mehr möglich. Mein Leben geriet aus den Fugen. Beide Kinder krank, schlaflose Nächte, keine Unterstützung und viel Arbeit am neugebauten Haus. Mit viel Durchhaltevermögen und Ehrgeiz meisterte ich unseren Alltag.

Ich bin von Natur aus ein „Multi-Planer". Nicht nur der Beruf, die Urlaube und der Alltag mussten damals durchgeplant sein, am liebsten hätte ich auch noch mein zukünftiges Leben geplant. Es war ein langer, steiniger Weg mit Enttäuschungen, Machtkämpfen mit dem eigenen Ich und Vergeudung unnötiger Energie, um einzusehen, dass fast nichts im Leben planbar ist.

Heute plane ich nur feste Arzttermine und die Therapie- und Freizeittermine der Kinder unter der Woche. Schon einen Besuch in zwei Monaten bei einer Freundin im Kalender einzutragen, überfordert mich regelrecht. Was könnte bis dahin noch alles passieren? Die MS und ihre Überraschungen stehen mir dabei im Weg. Am liebsten treffe ich mich spontan mit jemandem, was bei den meisten meiner

Freunde unmöglich ist. So plane ich Termine auf lange Sicht mit der Option „absagen zu dürfen". Noch vor ein paar Monaten bin ich morgens von Termin zu Termin gehetzt. Auch meine Beziehung sollte für die nächsten Jahre durchgeplant sein. Welch ein Trugschluss! Die vielen Schübe im letzten Jahr haben mich ausgebremst. Mein Leben ist jetzt planloser, aber ruhiger und überhaupt nicht langweilig.

Mit der MS zu leben, bedeutet für mich und meine Kinder Ziele zu verfolgen, aber keine großen Planungen. Hier sind Flexibilität und Individualität gefragt. Ich versuche, meine Kinder bei ihren Zielen zu unterstützen und für sie da zu sein. „Ziele" kann ich aber weiterhin verfolgen. Sie müssen angepasst, revidiert und auf die Gegebenheiten muss Rücksicht genommen werden. Denn der nächste Tag kann schon voller unangenehmer Überraschungen stecken. Was heute planbar erscheint, gilt morgen vielleicht schon nicht mehr. Es fällt mir schwer, die Zukunft nicht mehr planen zu können und gelassener zu werden. Ich habe zwar die Erwartungen meiner Eltern nicht erfüllt, die bestimmte Vorstellungen von meinem Leben hatten. Aber ich schaue jetzt schon zurück auf ein Leben, in dem ich viel erreicht habe, meine Kinder, im Beruf, wertvolle langjährige Freundschaften. Ich führe ein selbstständiges Leben ohne Abhängigkeit.

Ich bin gespannt, was ich noch erleben werde, auch ohne Plan!

Verarbeitung der Diagnose
- einen Versuch war es wert!

Ich sitze an meinem Laptop und starre auf die Überschrift. Mir stellt sich die Frage, kann man solch eine Erkrankung überhaupt verarbeiten oder akzeptiert man sie nur notgedrungen, da einem gar nichts anderes übrig bleibt? Macht man aus der Not nur eine Tugend? Verdrängt man nicht nur die schlechten Tage der Schübe, die Verschlimmerung der Erkrankung und hofft immer wieder auf gute Tage, auf neuentwickelte Medikamente, die diesem Alptraum ein Ende bereiten?

Verleugnen
Ich hasse diese, meine MS, aus tiefstem Herzen, und doch hat sie mich auch eine Menge an Dingen in meinem Leben gelehrt. Gerne hätte ich diese Erkenntnisse auf schonendere Art erfahren, aber man wird ja nicht gefragt!

Die Diagnose traf mich wie eine kalte Dusche, wie ein Faustschlag in die Magengegend. Ich war am Ertrinken und habe aus purer Verzweiflung schwimmen gelernt. Aber nicht in einem stillen Gewässer, nein, wie in einer stürmischen See. Man wird mir jetzt entgegen halten, Hass versteinert unser Innerstes, ist für die Seele nicht gut. Da muss ich Ihnen Recht geben. Jeder Psychologe würde mich darauf aufmerksam machen.

Das Leben mit der MS hat mich härter werden

lassen, manchmal vielleicht „ungerechter", aber auch bewusster, was mein Umfeld angeht.

Die Tage nach der Diagnose fühlte ich mich wie in einem schlechten Film. Ich unterhielt mich mit anderen und verstand sie aber nicht. Nichts drang zu meinem Bewusstsein durch. Notwendige Tätigkeiten verrichtete ich aus Gewohnheit. Reizbarkeit und Apathie wechselten sich ab. Ich wollte mich nicht mit meiner Erkrankung abfinden. Ich verstand die Welt nicht mehr, und die Welt verstand mich nicht. Die Frage nach Gerechtigkeit und das „Warum?" drängten sich mir auf. Bis heute habe ich keine Antwort darauf gefunden und werde sie auch nie bekommen. Aber vielleicht ist das Verleugnen in den ersten paar Wochen wichtig, um mit dem Schock, den diese Erkrankung auslöst, zurechtzukommen.

Ich verleugnete die MS bei meinem neuen Arbeitgeber. Ich wollte nicht wahrhaben, dass sich etwas ganz Entscheidendes in meinem Leben geändert hatte. Ich glaube, diese Zeit des Verleugnens ist auch wichtig. Ich versuchte, zumindest für lächerliche vier Monate das „Normale" aufrecht zu erhalten. Die Zeit des Verleugnens darf nicht zu lang sein, denn wichtige vorbeugende oder therapeutische Maßnahmen sollten so früh wie möglich nach der Diagnose getroffen werden. Das weiß ich heute, aber damals war ich noch weit entfernt von diesem Wissen.

Verdrängen, Vermeiden

Nach meiner Entlassung während der Probezeit und der Zeit des Verleugnens verdrängte ich die MS. Ich begann zwar mit einer Interferonbehandlung und las alles über die Krankheit, aber ich nahm sie nicht an. Ich vermied die Auseinandersetzung, beantragte eine Reha und zog mich in mein Schneckenhaus zurück. Wenn Freunde und Bekannte nicht mit meiner Krankheit umgehen wollten, dann haben sie sich von mir verabschiedet. Ich weine ihnen bis heute keine Tränen nach. Die Menschen, die mich gut kennen, wissen, dass ich ein Stehauf-männchen bin, aber ich habe diese Zeit des Zurückziehens und der Trauer gebraucht. Ich trauerte einem Leben nach, das ich nicht mehr haben würde.

Als meine Tochter nach der Geburt schwer erkrankte, dann auch mein Sohn an derselben Erkrankung litt und meine Ehe scheiterte, glaubte ich, das wäre doch wohl genug, was ich ertragen muss. Aber dann verloren wir das Haus, ich meine Eigentumswohnung, das vorhandene Vermögen veruntreute mein Noch-Ehemann- Fünf Prozesse folgten wegen des Unterhalts, des Umgangsrechts, der Scheidung. Ich nahm fast zehn Kilo ab, war chronisch erschöpft, spielte die starke Frau und erledigte meine Pflichten als berufstätige Mutter und den Haushalt. Das war anscheinend immer noch nicht genug. Ich erhielt die Diagnose MS.

Da begann die Zeit des Verdrängens und der

Angst, die sich in viele Bereiche meines Lebens eingeschlichen haben. Ich empfinde viel weniger Freude und Trauer als früher. Ich bin abgestumpfter und oft emotionsloser. Ein Sonnenuntergang im Pfälzerwald oder die Vorfreude auf eine Reise erfüllten mich früher mit einem Glücksgefühl, das ich heute nicht mehr kenne. Es gibt Zeiten, da dringe ich selbst nicht zu mir durch. Wie soll es da ein anderer schaffen? Ich spule an etlichen Tagen mein Programm ab, Hauptsache überleben. Ich vermeide, soweit ich in der Lage bin, Konfrontationen, denn ich gehe noch zu oft als Verlierer daraus hervor.

Das Leben ist ein ewiger Prozess der Veränderung und neuer Erfahrungen. Ich habe die Wirklichkeit akzeptiert und den Kampf gegen die MS noch nicht aufgegeben. Wir leben miteinander, mal mehr, mal weniger gut. Meine Schutzschicht ist nicht zu durchdringen, ich lasse es nicht zu. Zu oft habe ich wieder nach dem Hinfallen aufstehen müssen. Aber mein jetziges Leben ist gut, so wie es ist. Die MS ist zu meinem Wegbegleiter geworden. Viel wichtiger sind die Wegbegleiter, die mir ans Herz gewachsen sind, meine Kinder, Familie und verbliebene Freunde.

Die Angst vor der Zukunft, die Angst vor dem Erwachen am Morgen ist allgegenwärtig. Aber ich verdränge sie, soweit es mir möglich ist, in die letzte Ecke meines Bewusstseins. Bei zwei Schüben war am Abend noch alles in Ordnung, und am nächsten Morgen konnte ich die Beine kaum bewegen, und einmal sah ich die Bäume und Autos vor dem Fenster doppelt. Solch eine Angst muss man zu verdrängen lernen, sie frisst einen sonst mit Haut und Haaren auf. Ich kann es, weil ich überleben und kämpfen will. Sonst verliere ich mich, und ich will stark sein für mich und meine Kinder. Ich will leben, auch mit der MS. Wenn ich die Ängste zulasse, ziehen sie mich in die Tiefe und ich bin am Ertrinken. Diese Wochen und Monate des Abgrunds kenne ich, und ich wehre mich gegen diese Dunkelheit und Einsamkeit. Noch gelingt es mir. Ich bin stolz auf mich und mein gemeistertes Leben, auch wenn ich viel Unsinn angerichtet habe.

Ich will aber auch Mut machen. Mit der Zeit wird man erkennen, welche Menschen einem gut tun.

Stressabbauen ist ein großes Thema bei der MS, und nach meinem letzten schweren Schub achte ich noch mehr auf die Warnsignale meines Körpers. Ich kündigte meinen Minijob und verabschiedete mich von einer einseitigen Freundschaft mit einer Bekannten. Ich versuche, Aktivitäten zu machen, zu denen ich Lust habe und nicht, die mir andere diktieren. Zu vieles habe ich immer aufgeschoben, ich nehme mir jetzt die Zeit dafür. Irgendwann ist es zu spät für gewisse Dinge, auch ohne MS.

Ich schreibe an diesem Buch, weil es mir Spaß

macht und ich es schon sehr lange vor hatte. Ich will das Leben noch genießen, auch mit "meiner" MS. Es gibt ja auch die guten kraftvollen Zeiten mit ihr. Bei den schlechten Tagen ist Ruhe angesagt, und dies kann ich mir jetzt endlich auch zugestehen.

Verleugnen – Verdrängen – Vermeiden – Kämpfen, das habe ich hinter mir. Es hat mich enorme Kraft gekostet, und jetzt ist Leben angesagt!! Man sollte nicht zu viel Zeit und Kraft vergeuden!

Einsam ist man immer mit einer unheilbaren Krankheit, verdammt einsam. Aber man darf nicht das Leben und die Menschen vergessen, die man liebt und von denen man geliebt wird.

Und man sollte an die Zeit denken, die einem noch bleibt!

„Nichts ist so wichtig wie der heutige Tag"
(J. W. von Goethe)

Kortison - Mein „Rettungsanker"
für schlechte Zeiten

Die Behandlung eines MS-Schubes stützt sich in erster Linie auf die Gabe von Kortison bzw. künstlich hergestellter Kortisonpräparate, sogen. Kortikoide. Kortison ist ein natürliches Hormon, das in der Nebennierenrinde gebildet wird. Da es morgens vom Körper bzw. der Nebennierenrinde ausgeschüttet wird, sollten auch die medikamentös zugeführten Kortikoide morgens verabreicht werden, um die körpereigene Bildung des Kortisons nicht vollständig zu unterdrücken und die Nebenwirkungen soweit wie möglich zu minimieren. Meist werden heute hoch dosierte, intravenös zugeführte Kortikoide in der Akutbehandlung eines MS-Schubes bevorzugt. Alternativ werden auch oral, mit Tabletten zugeführte Hochdosisbehandlungen, angewandt.

Ich persönlich vertrage die intravenösen 3- bzw. 5-Tage Stoßtherapien mit täglich je 1g Kortikoiden besser, als die oralen Hochdosisbehandlungen.

Die intravenöse Gabe erfolgt als Kurzinfusion über 60-120 Minuten und kann ambulant gut durchgeführt werden. Zum Schutz vor Magengeschwüren werden gleichzeitig entsprechende Medikamente verordnet. Ein Ausschleichen bei diesen Gaben ist meist nicht erforderlich.

Insgesamt verkürzt und mildert eine Akutbehandlung mit Kortikoiden die Schübe mit den entsprechenden Beschwerden und beschleu-

nigt die Erholung. Der langfristige Krankheitsverlauf wird aber dadurch **nicht** beeinflusst.
Hierfür stehen Medikamente für eine Langzeit-
behandlung und Reduzierung der Schub-
frequenz zur Verfügung z.B. Interferone.

Fazit: Kortikoide führen nur zu einer
Verkürzung und Abschwächung einzelner
Schübe, nicht aber zu einer Beeinflussung des
Krankheitsverlaufs!!

Deshalb sollte man bei jedem Schub überlegen,
ob die Gabe von Kortikoiden und die damit verbundenen Nebenwirkungen gerechtfertigt
sind.

Hier wären noch ein paar Begleiter-
scheinungen für jeden Neubetroffenen und
„Schubpatienten" aufzulisten, die möglich sind:
innere Unruhe, Schlaflosigkeit, rotes Gesicht,
Appetitsteigerung, Kopf- und Gliederschmerzen, geringe Wassereinlagerungen. Ein
unangenehmer Geschmack kann sich während
der Infusion einstellen, und Patienten, die zu
Diabetes neigen, sollten den Blutzuckerspiegel
überwachen. Zur Verminderung des Risikos
der Bildung eines Magengeschwürs werden
Magensäureblocker gegeben. Diese aufge-
führten unerwünschten Wirkungen bilden sich
in der Regel nach der Beendigung der Therapie
in wenigen Tagen zurück. Nicht unbedingt
aber der Schub!

Da ich mittlerweile schon sehr viele Stoßtherapien durchgestanden und erlebt habe, vertrage
ich die Kortikoide nicht sehr gut. Aber mein
Motto lautet für diese „Tage": Böses mit
Bösem vertreiben und Augen zu und durch!

Auch diese Tage übersteht man. Mancher Schub ließ mir keine andere Wahl, um den Alltag mit den Kindern zu bewältigen.

Der erste Schub im März 2004 wurde mit oralem Cortison, dem Medikament Prednison behandelt. Ich nahm zu Beginn 200 mg und reduzierte jeden zweiten Tag um 40 mg. Die Nebenwirkungen bei mir waren ein rotes, heißes Gesicht bzw. typisches Mondgesicht am Morgen, Magenschmerzen und Übelkeit nach ein paar Tagen, Kopfschmerzen, Schlaflosigkeit. Da ich mit den Blutzuckerwerten in dieser Zeit immer Probleme habe, halte ich eine salz- und zuckerarme Diät ein. Außerdem leide ich eher an Appetitlosigkeit als an einer Appetitsteigerung. Zum Leidwesen aller Beteiligten bin ich sehr nervös und unausstehlich. Ich kämpfe zwar dagegen an, aber es gelingt mir nicht, mich im Griff zu haben. Zum Glück ist dies nur an den 3. bis 7. Therapietagen. Anschließend bin ich geschwächt und erschöpft, da ich wenig schlafe oder ein paar Tage überhaupt nicht. Ich tigere nachts ruhelos durch die Wohnung und möchte nicht allein sein. Die Gefühle und Gedanken laufen Achterbahn.

Die Symptome meines MS-Schubes lassen in der Regel langsam nach, und irgendwann fühle ich mich wieder etwas mehr als Mensch statt als „Zombie". Aber es dauert manchmal Wochen bis zur vollständigen Remission[3]. Was

---

[3] Rückbildung von Symptome

ich bei dieser Therapie auch als sehr unangenehm empfinde, ist der Ausstieg nach 10 mg Kortison auf null. Ich komme jedes Mal in den Kortisonentzug, der etwa zwei Tage anhält. Eine nervöse Unruhe befällt mich, die kaum kontrollierbar ist und jede Berührung tut weh, sogar das Berühren der Kopfhaut beim Haare waschen.

Heutzutage ist meine Remission unvollständig und es schleichen sich imperativer Harndrang, geringe Koordinationsstörungen, Parästhesien[4] linkes Bein, auch beider Hände, andauerndes Bandagegefühl im linken Fuß bis zum tauben Zeh, Verkürzung der Wegstrecke, Fatigue[5] in mein Leben ein. Meine beiden Kinder haben sich an mein oft fades Essen gewöhnt und erschrecken beim Fallenlassen irgendwelcher Dinge nicht mehr. Sie holen den Besen zum Kehren, und ich kommentiere trocken, dass ich diese Dinge beim nächsten Umzug nicht mehr einpacken muss. Das Suchen nach irgendwelchen Toiletten nervt mich am meisten, und das Unterbrechen während eines Kinobesuchs oder eines stilvollen Essens im Restaurant ist mir peinlich. Mit Humor kann vieles überstanden werden, aber eben nicht immer.

Vor drei Wochen lag ich während eines Spaziergangs unverhofft und ohne

---

[4] Missempfindungen
[5] vorzeitige Ermüdung bis hin zur totalen Erschöpfung

existierende Stolperfallen plötzlich auf dem Boden. Meine Beine knickten einfach ein, und es kam dieser Moment, von dem ich hoffte, ihn noch lange nicht erleben zu müssen. Nun spaziere ich vorsichtiger durch die Welt, kann es mich doch überall erwischen.

Ich habe auch gelernt, meinen Körper zu beobachten und rechtzeitig die ersten Signale eines Schubes zu deuten. Ich bin ein Experte im Erkennen „meiner Schübe" geworden!

Jeder Schub schädigt das Nervengewebe im Gehirn bzw. Rückenmark und sollte vermieden werden, um das Risiko einer Behinderung zu minimieren. Unter einem Schub versteht man neu auftretende Symptome, die länger als 24 Stunden anhalten oder ein Wiederauftreten von „alten" Beschwerden nach längerer Zeit. Jeder weiß es, aber ein Rezept zur Vermeidung hat leider noch niemand ausgestellt.

Ich führe inzwischen einen sogen. Schub-Kalender. Der Feind im Alltag ist dingfest gemacht und wird nur bei Notwendigkeit oder Anfragen seitens der Ärzte hervorgeholt. Ich komme auf dreizehn Schübe nach der Diagnose und bei jedem dachte ich, hoffentlich ist es der letzte. Aber vielleicht bringt mir die Zahl „13" Glück.

Die Hoffnung stirbt zuletzt, und der Humor oder auch Galgenhumor sollte an erster Stelle stehen!! Ich hatte bis heute verdammt großes GLÜCK. Min Rettungsanker für schlechte Zeiten ist das Kortison!

Mein „Freund", der Stock

Das erste Mal beschnupperten wir, mein Stock und ich, uns im Juli 2006. Es war keine Liebe auf den ersten Blick, und irgendwelche freundschaftlichen Gefühle waren bei unserer ersten Begegnung auch nicht im Spiel. Ich musste ihn notgedrungen aus purer Verzweiflung und Hilflosigkeit akzeptieren. Wenn er sprechen könnte, hätte er mich ausgelacht. Eine Abrechnung mit ihm erlaubte ich mir dennoch. Nach wenigen Tagen verbannte ich ihn in die allerletzte Ecke meines Schrankes. Ich wollte ihn vergessen.

Aus diesem Versteck habe ich ihn bereits mehrmals hervorgeholt und bin heute dankbar für seine Existenz!

Mein Neurologe verschrieb mir dieses Hilfsmittel, da ich schwankend und an der Wand entlang seine Praxis durchschritt, dabei etwas hilflos wirkte.
Morgens zu einer Uhrzeit, wo ich hoffen konnte, dass die meisten mir bekannten Menschen schon arbeiteten, betrat ich das Sanitätshaus in Landau. Beschämt gab ich das Rezept ab, wobei ich mich heute frage, warum?
Viel Zeit ließ ich mir beim Aussuchen meines zukünftigen Weggefährten.
Ich wollte einen schmalen, silberfarbenen zusammenklappbaren Stock, so wie ich ihn in einem Spielfilm im Fernsehen Wochen vorher

gesehen hatte. Die Schauspielerin stellte eine an MS erkrankte Staatsanwältin dar. Wenn schon, denn schon, war meine Devise. Die Verkäuferin im Sanitätsgeschäft hatte viel Geduld und viel Mitleid mit mir. Da konnte ich so richtig in Selbstmitleid zerfließen. Das Suchen in etlichen Katalogen war erfolglos, und so entschied ich mich doch für einen Stock genauer gesagt eine Gehhilfe aus dem Geschäft. Mein Stock ist bronzefarben und zusammenklappbar, passt in fast alle meine Handtaschen. Ich bin sogar schon um meinen Freund, den Stock, beneidet worden. Natürlich nur von Leidensgenossen!

Jeder Mensch hat Angst vor Krankheiten und Behinderungen. Ich schließe mich nicht davon aus. Bei jedem Schub steigt diese Angst etwas mehr. Wie ich auf einen Rollator oder gar Rollstuhl reagieren würde, kann ich nicht sagen. Ich schiebe den Gedanken weit weg und hoffe, ich werde sie nicht so schnell brauchen. Sind wir ehrlich, andere darin zu sehen, ist etwas ganz anderes, als wenn man selbst davon betroffen ist. Deshalb sollte man den Respekt und den normalen Umgang mit behinderten Menschen im Auge behalten.

Im November 2008 hätte ich mich ohne meinen Stock in der Wohnung nicht bewegen können. Die Teppiche wurden zu einem unüberwindbaren Problem. Wir rollten sie zusammen. In der Klinik wünschte ich für manche Wegstrecke einen Rollstuhl. Aber

Aufgeben ist nicht mein Ding, und so schlürfte ich auf den Stock gestützt im Zimmer umher, später wenige Meter auf dem Stationsflur. Nach etwa sechs Wochen verabschiedete ich mich wieder von meinem Freund Stock, aber nur aus Stolz. Ich hoffe, für sehr sehr lange Zeit.

Durch diese Erfahrungen habe ich eine andere Beziehung zu Menschen mit Behinderungen bekommen. Ich habe keine Angst mehr vor „ihren Hilfsmitteln". Sie helfen ihnen/ mir den Alltag zu meistern, wobei es immer noch viele unüberwindbare Dinge im täglichen Leben eines behinderten Menschen gibt. Auch ich hatte z.B. Probleme, in die Schule meines Sohnes zu gelangen, zu viele Treppenstufen! Das Sekretariat im ersten Stock erreichte ich nur per Telefon. Kleine Absätze in Geschäften oder Bordsteinkanten wurden zur Stolperfallen. Mein Schaltauto verkaufte ich schon vor zwei Jahren wegen meinem schwächeren linken Bein und kaufte mir ein Auto mit Automatik. Trotzdem konnte ich im November drei Wochen lang kein Auto fahren, da dieses Mal das rechte Bein gelähmt war. Die Familienhelferin fuhr mich überall hin. Wenn sie nicht da war, musste ich zu Hause bleiben.
Weitere Hilfsmittel, um Gläser und Flaschen zu öffnen, musste ich mir wegen meiner geschwächten Hände zulegen. Die Kraft in den Händen ließ schon vor etwa 2,5 Jahren nach einem schweren Schub nach. Auch im daneben-greifen und Fallen-lassen bringe ich öfters mein Umfeld zum Verzweifeln. Da hilft

nur, gelassen darauf zu reagieren. Ein dunkles Kino wurde zur Stolperfalle für mich, dezent beleuchtete Stufen und dann noch einen Stock! Die Kassiererin meinte ja schon arrogant an der Kasse beim Vorzeigen meines Behindertenausweises: „Ermäßigung für Behinderte und Rentner nach 18.00 nicht möglich". Diese Äußerung und die Stufen brachten mich dann fast zum Überkochen. Beim nächsten Kinobesuch und dem erneuten Ablehnen der Ermäßigung fragte ich sarkastisch, ob behinderte Menschen und Rentner nach 18.00 nicht erwünscht wären? Ein erschrecktes Gesicht und Zucken der Gesichtsmuskulatur war die Antwort. Nicht immer hilft da der Humor! Gelassenheit wäre hier meinerseits angebracht.

Wenn ich in Zukunft einen neuen Arzt für mich oder meine Kinder erwägen sollte, achte ich auf Parkplätze in der Nähe und Aufzüge. Zum Glück erfüllen die Praxen meiner derzeitigen Ärzte und mein neuer Hausarzt diese Kriterien.

Unsere Wohnung liegt im Erdgeschoß, aber die wenigen Stufen in die Wohnung waren schon zeitweise ein hinderliches Problem, ganz zu schweigen die Kellertreppen, die zum Wasch-raum führen. Meine Tochter habe ich im November in die Welt der Waschmaschinen und meinen Sohn in die der Trockner einge-führt. Bei der nächsten Wohnung muss ich auch dies beachten.

Auch Positives gibt es zum Thema Hilfsmittel einem Stock zu berichten. Kaum registrieren die Leute meine Behinderung, halten sie mir die Tür auf und bieten mir einen Platz an. Sie sehen zwar nicht mich, aber einen behinderten Menschen, der eventuell Hilfe braucht. Im Bekanntenkreis habe ich da eher ein Problem bei meinem Auftritt mit dem Stock. Ich fühle mich unwohl, unattraktiv und kann mit dem wirklich ehrlich gemeinten Mitgefühl nicht umgehen. Aber das ist mein Problem, an dem ich arbeiten muss. Ich sollte die aus Frust geäußerten Antworten meinerseits unterlassen.

Zu sehr hadere ich in solchen Zeiten des Schubs und der körperlichen Einschränkungen mit meinem Schicksal. Ich will in dieser Zeit alleine sein und doch nicht, kann mir selbst nicht gerecht werden.

Es gibt eben dann auch diese Zeiten, die Zeiten mit „meinem Freund", dem Stock und mir!

Wut, Trauer, Schmerz, Leid, Ungerechtigkeit, Hass, Tränen, alle fordern ihr Recht, alle wollen gelebt und nicht verdrängt werden. Wenn Du Dich nicht traust, sie anzuschauen, werden sie Dich auf andere Art und Weise dazu zwingen, sie zu beachten – auf der körperlichen Ebene!

Die schonungslosen Fragen und Unwissenheiten der Anderen

Wenn mir früher jemand etwas über MS erzählt hat oder ich von einem MS-Erkrankten erfuhr, war ich geschockt und unwissend. Es hat mich berührt, aber ich habe es schnell wieder vergessen. Nun stehe ich auf der Seite der Erkrankten und muss in fassungslose Gesichter blicken. Die meisten Menschen sind geschockt und unwissend, wie ich es damals war. Mitleid zu erfahren, macht mich zornig und ungerecht. Ich will aufklären, aber erreiche die wenigsten. Sie wollen das von mir Ausgesprochene schnell wieder vergessen. Zu viele Tragödien und schlechte Nachrichten erfahren wir täglich aus den Medien. Was bedeutet da eine Mitteilung, dass man an Multipler Sklerose erkrankt ist? Zu Beginn meiner Erkrankung holte ich noch weit aus mit meinen Erklärungen. Heute reicht eine sehr kurze prägnante Aussage.

Aber wenn man schon unwissend ist, dann soll man mir nicht mit geheucheltem Interesse begegnen. Es ist verletzend und menschenunwürdig. Im Fitnessstudio bin ich letzte Woche gefragt worden, wie lange es noch sein kann, bis ich im Rollstuhl sitzen werde? Bei solchen Fragen muss ich erst tief durchatmen, bevor ich antworte. Zu gemein wäre meine Antwort. Aber ist nicht die Frage auch gemein? Die Fragen machen mir Angst und bringen mich zum Nachdenken. Ich will solche Gedanken verdrängen, die eh immer allgegenwärtig sind. Im Stillen stellt man sich selbst solche Fragen. Wie geht das Leben weiter in einem Rollstuhl? Bildet sich der Schub restlos zurück? Was wird aus meinen Kindern? Welche Behinderungen kommen in den nächsten Jahren noch hinzu?

Die schlimmste Frage nach meiner Diagnose war: „Bist du nun geisteskrank?"

Man muss sich leider viel zu viel als chronisch kranker Mensch anhören. Meine gute Erziehung schützt mich, dass ich verbal nicht entgleise oder nicht um mich schlage. Wie sollten die Unwissenden mich auch verstehen, so tröste ich mich nach solchen unsinnigen Gesprächen.

Auch anscheinend Wissenden fehlt es von Zeit zu Zeit an Feingefühl. Der Radiologe, der die MRT-Bilder meiner BWS im Februar beurteilen sollte, meinte mit einem Grinsen auf dem Gesicht: „Wenn ich nicht wüsste, dass sie MS haben, würde ich auf einen Tumor tippen". Dies möchte ich nicht kommentieren, es ist keinen Satz wert. Aber eine schlaflose Nacht kostete mich diese Aussage eines Wissenden.

Aber es gibt auch die Ausnahmen, die ich hier an dieser Stelle nicht unerwähnt lassen darf. Freunde, die sich Infomaterial von mir geben lassen oder sich Zeit für ein ausführliches, aufklärendes Gespräch genommen haben, die immer ein Ohr für mein „Gebrechen" haben.

Die MS kann so oft entwürdigend sein. Auch

darüber muss ich schreiben. Es ist nicht immer eitler Sonnenschein, und man kann nicht immer sein vorheriges Leben unbeschwert weiterführen. Auch wenn die Nachbarin von Frau X so weiterlebt, wie vor der Erkrankung, laut Aussage einer Unwissenden.

Im Alltag haben sich einige Handicaps bei mir eingeschlichen. Ich fahre ein Automatikauto, weil mir die Kraft im linken Bein fehlt, um die Kupplung zu treten. Flaschen und Gläser kann ich nur mit einem Hilfsmittel öffnen. An vielen Tagen verfehle ich die Gegenstände, nach denen ich greife oder lasse sie wegen Kraftlosigkeit beider Hände fallen. Das Mittagessen kann ich nicht würzen, da der Geschmackssinn gestört ist. Auch mein Geruchsinn hat gelitten. Die Wegstrecke hat sich verkürzt. Wandern in den Bergen wie letzten September noch, unvorstellbar! Letzten Sonntag bin ich im Wald gestürzt, da meine Beine eingeknickt sind. Meine geschwächte Blase beschert mir manch peinlichen Auftritt. In der Schubphase leide ich unter Blaseninkontinenz, da möchte ich mich nur verkriechen. Die sexuellen Empfindungen lassen immer mehr nach, da ist ein gesundes Selbstvertrauen gefragt. Die abendlichen Injektionen sind ein Gräuel. Schwellungen und Rötungen findet man nach dem Spritzen an meinen Beinen, Po und Bauch. Welch Anblick sind die daraus resultierenden dunklen Flecke im Badeanzug im Schwimmbad. Darüber zu stehen, ist manchmal leichter gesagt als getan.

Die vielen Geschichten, dass jemand einen kennt, der MS hat, oder dass die Nachbarin von gegenüber jahrelang ans Bett gefesselt war wegen ihrer MS, bevor sie starb, will man nicht hören. Ich möchte schreien oder die Unwissenden einfach „im Regen" stehen lassen. Aus Höflichkeit nicke ich, aber versuche nicht zuzuhören.

Ich weiß auch, dass es noch viel schlimmere Schicksale gibt, auch wenn Kerngesunde meinen, mir dies erklären zu müssen!! Aber dieses eine Los reicht mir bis zum Ende meiner Tage. Es ist schon schwer genug, mit diesem Schicksal jeden Morgen aufzuwachen. Die MS ist immer und überall gegenwärtig, nur versuche ich sie zu verdrängen, um weiter zu leben. Die Schauermärchen von anderen wehre ich ab.

Meine Familie oder Freunde sind alle fachkundig, entweder durch ihren medizinischen Beruf, oder sie wurden mit Literatur von mir versorgt. Einige haben auch Bekannte, die an MS erkrankt sind. Ich bin froh über ihren unkomplizierten Umgang mit mir und meiner Erkrankung. Dankbar bin ich für ihr Verständnis und ihre Geduld, wenn ich schon wieder etwas vergessen habe, schon dreimal nach demselben frage oder im Nebel des Untätig seins versinke.

Ich habe mir selbst am meisten bewiesen, dass ich trotz MS ein lebenswertes Leben habe. Danke ihr Unwissenden und für eure schonungslosen Fragen!!!

Irrweg durch die alternative Medizin

Erst neulich erhielt ich wieder einen gut-gemeinten Ratschlag von meiner Freundin und die von einer Bekannten aus der Kur, deren Sohn gute Erfolge mit **Colostrum** hat. Colostrum ist die Vormilch eines Säugetiers, angereichert mit Gehirn- und Schweineherzextrakten. Lecker oder Igitt!? Meine Freundin konnte mir weder sagen, was genau die Therapie mit Colostrum ist, noch wo man es kaufen kann oder was es bewirkt. Diese Ratschläge ignoriere ich mittlerweile. Früher verbrachte ich viel Zeit am PC, um mich zu informieren, meistens ohne Erfolg. Entweder waren die Therapien und Präparate zu teuer, nicht erhältlich oder kontraindiziert.

Colostrum schlug ich in meinem Fachbuch nur nach, um mein schlechtes Gewissen zu be-ruhigen wegen meiner Freundin, um nicht undankbar zu sein. Ich werde es nie ausprobieren, weder als Suppositorium noch als täglichen Trank. Es hat keinen positiven Einfluss auf die MS. Die Autorin, die es ausprobiert hat, meinte lapidar, es bringe zwar keine Besserung, habe aber auch keine negativen Auswirkungen auf die MS. Wo bleibt da die Logik?

Ich werde über meine Erfahrungen berichten, die mich zunächst vom Interferon weg brachten, am Ende aber wieder zur Schulmedizin zurückführten.

Zu Beginn der Erkrankung bekam ich regelmäßig Krankengymnastik verschrieben. In dieser Zeit probierte ich die **Alexandertechnik** aus. Bei dieser Technik sollen Verspannungen durch eine bewusste Kontrolle der Bewegungsabläufe verhindert werden. Man lernt alte Bewegungsmuster abzulegen, um seinen Körper bei seinen Tätigkeiten bewusster zu gebrauchen. Durch sanfte Berührungen mit den Händen und erläuternde Worte werden die falschen Bewegungsabläufe analysiert und korrigiert. Da ich in dieser Zeit nicht nur mit meinem Gleichgewicht Probleme hatte, sondern auch mit der Einstellung zu meiner Erkrankung, brachte ich nicht die nötige Geduld für diese Technik auf. Es lag noch ein langer Weg des Verstehens und Geduldaufbringens vor mir. Ich bin von Natur aus ein eher ungeduldiger Mensch. In meinem Leben muss immer alles sofort und gestern erledigt werden. Heute fordert mich die MS ständig zum Stehenbleiben und Innehalten auf.

Nach einem Schub probierte ich die **Bachblütentherapie** aus, um Nebenwirkungen von den Kortison-Stoßtherapien abzumildern. Dr. Edward Bach (1886-1936) hat 38 Blüten gefunden, die jede für sich in der Lage ist, beim Menschen dort anzusetzen, wo seine Persönlichkeit Defizite aufweist. Er beobachtete Übereinstimmungen der Schwingungsfrequenzen zwischen den Blüten und bestimmter psychischer Bereiche beim Menschen. Die Schwingungsfrequenzen werden auf Wasser übertragen, das aber keine Substanzen enthält, sondern nur durch die Schwingungen wirkt. Nicht als Medikament, sondern zur seelischen Balance sollte die Bachblütentherapie angesehen werden, um beispielsweise Ängste und Verzweiflung zu lindern. Vorübergehend fühlte ich mich ein ganz klein wenig besser. Vielleicht wollte ich es auch nur glauben.

Ebenso ließ ich mich anfangs von einer Freundin von **Schüßler-Salzen** überzeugen. Man greift nach jedem Strohhalm, sollte aber Nutzen und Erfolg gegeneinander abwägen, denn sonst kann es auch teuer werden. Die Absprache mit dem Neurologen ist bei etlichen Therapien sehr wichtig.

Dr. W. H. Schüßler (1821-1898) ist der Begründer der biochemischen Heilweise. Diese Behandlungsmethode besagt, dass bestimmte Mineralsalze, hier als Funktionsmittel genannt, den Bau und die Lebensfähigkeit des menschlichen Organismus unterstützen. Bei Mangel führen sie zur Funktionsunfähigkeit der Zellen und schließlich der einzelnen Organe. Es gibt 12 Schüßler-Salze, als Tabletten in den Potenzen D3, D6 und D12 , die z.B. von der Fa. DHU angeboten werden. Nach einem schweren Schub nahm ich sie über Wochen hauptsächlich zur körperlichen Stabilisierung, aber auch hier war der Erfolg gleich null. Das einzige Mineralsalz, Magnesium phosphoricum brachte mir Hilfe beim abendlichen Einschlafen. Es ist bekannt als „Heiße Sieben".

Es werden 7-10 Tabletten in heißem Wasser aufgelöst und schluckweise getrunken.

Meine **Psychotherapie** brachte mir sehr viel zu Beginn der Erkrankung. Nach der Rehabilitation suchte ich mir bewusst eine Therapeutin, zu der ich in den ersten Monaten einmal wöchentlich ging. Ich arbeitete viel von der Vergangenheit auf und verarbeitete meine Ehe. Die Abstände änderten sich auf zweimal im Monat und meine Einstellung zur Krankheit auch. In dieser Zeit dachte ich immer noch, ich könnte die MS besiegen. Fast zweieinhalb Jahre hat die Psychotherapie gedauert, die ich auch wirklich gebraucht hatte. Hinterher musste ich dann alleine „laufen lernen".

Nachdem meine Psychotherapie beendet war, machte ich im Januar letzten Jahres eine Familienaufstellung bewußt als Abschluss zur Psychotherapie, und ich hatte sehr viel Interessantes darüber gelesen. Es machte mich neugierig. Ich wurde für den Mut und die kost-spielige Sitzung reichlich belohnt.

Die **Familienaufstellung nach Bert Hellinger** ist sehr umstritten. Warum, konnte ich nicht ganz nachvollziehen, da ich einseitiges Denken ablehne. Man kann aus vielen Theorien und psychischen Ideenansätzen etwas Sinnvolles, für sich Wichtiges herausfinden, und auch im Alltag umsetzen.

Hellinger zufolge sind wir nicht so frei, wie wir gerne glauben. Wenn wir ohne die Anerkennung unserer Bindungen handeln, ist das kein freies, sondern ein blindes Handeln. Ein Handeln in Freiheit ergibt sich erst durch die Zugehörigkeit zu einem System, der Familie. Ein System definiert sich durch eine Menge von Elementen, zwischen denen bestimmte Beziehungen bestehen. Jede Veränderung eines Elements hat automatisch auch eine Wirkung auf die anderen Elemente. Jeder Mensch ist Teil eines Familiensystems und damit eines Beziehungszusammenhanges. Dadurch hat er Anteil an den Problemen der anderen Familienmitglieder, gleichgültig, ob ihm das bewusst ist oder nicht. Unsere Eltern haben wiederum Eltern und kommen aus Familien mit bestimmten Schicksalen. All das wirkt sich in der jetzigen Familie aus. Wenn in der Vergangenheit etwas Schreckliches passiert ist, hat das über Generationen hinweg Folgen. Diese unbewussten Verstrickungen bewusst zu machen, ist die Aufgabe der Familienaufstellung. Hellinger unterscheidet auch Beobachten und Wahrnehmen. Beobachtungen führen zu Teilkenntnissen unter Verlust des Gesamten. Wenn man das Verhalten eines Menschen beobachtet, sieht man nur Einzelheiten. Wenn ich mich der Wahrnehmung aussetze, entgehen mir Details, aber ich erfasse das Wesentliche, den Kern. Bei Hellingers Aufstellungen sind Liebe, Achtung, aber auch Distanz immer zugegen.
Ich machte die Familienaufstellung bei einer

Psychotherapeutin in Karlsruhe. Die Sitzung dauerte fast zwei Stunden, und ich stellte mich, meine beiden Kinder und meinen Freund auf. Ich habe viel erfahren über unsere Beziehungen zueinander. Es war sehr anstrengend, und ich musste hinterher fast drei Stunden zu Hause vor Erschöpfung schlafen. Ich werde jederzeit solch eine Familienaufstellung wiederholen.

Sogar die **Edelsteintherapie** habe ich ausprobiert. Dazu gehört viel Glaube und Fantasie. Steinen sagt man eine beruhigende Wirkung und Aktivierung unserer Selbstheilungskräfte nach. Sie wirken auf der mentalen Ebene. Jeder Edelstein hat seine typischen Schwingungen, die er auf die Schwingungen des Menschen überträgt. Ich habe mir einen Brasilianit gekauft, der Erkrankungen im Gehirn, Rückenmark und Nervensystem lindern und heilen soll. Tagsüber lade ich ihn auf einem Amethysten auf und lege ihn jeden Abend unter das Kopfkissen. Trotzdem habe ich noch meine Schübe. Vielleicht habe ich den falschen Stein, oder die ganze Sache ist nur Hokuspokus. Trotzdem schlafe ich nie ohne diesen Stein, außer ich bin auf Reisen. Es ist ein Ritual, diesen Stein unters Kissen zu legen. Meine Tochter verdrehte die Augen und stellte mir schon mehrmals die Frage, ob ich wirklich so einen Mist glauben würde. Ich solle doch als intelligenter Mensch von dieser Theorie endlich Abstand nehmen. Ich muss ihr Recht geben insoweit, dass es bei mir nicht wirkt, aber probieren Sie es selbst aus. Wie erstaunt wird ihr Partner oder ihre Kinder sein, wenn sie mit Steinen ins Bett gehen! Wenigstens hatten alle ihren Spaß.

Die **homöopathische Heilkunde** wurde von dem Arzt und Apotheker Samuel Hahnemann (1755-1830) entdeckt. Er fand heraus, dass die körpereigene Abwehr durch sehr geringe Dosen natürlicher Substanzen aus dem Pflanzen-, Mineral- und Tierreich stimuliert wird. Diese rufen bei gesunden Menschen dieselben Symptome hervor, gegen die sie wirken. Es gibt kein Mittel, das für jeden Menschen richtig wäre. Dieses Ähnlichkeitsprinzip besagt, Ähnliches soll mit Ähnlichem geheilt werden. Ein Homöopath sieht den Patienten als Ganzes, nicht nur die Krankheitssymptome dienen für die Auswahl des richtigen Mittels. Diese homöopathischen Mittel werden durch Verschüttelung und Teilungen immer höher verdünnt. Je höher das Mittel potenziert gegeben wird, desto kräftiger ist seine Wirkung. Jede Substanz hat seine eigene Schwingungsfrequenz und diese Schwingungen werden bei der Potenzierung übertragen. Die homöopathischen Mittel werden als Tabletten, Globuli oder Tropfen ein-genommen.
Von der Homöopathie bin ich wirklich über-zeugt, aber nicht bei so einer Erkrankung, wie der MS. Hier stößt sie an ihre Grenzen. Aber unterstützend z.B. bei Nebenwirkungen durch medikamentöse Behandlungen oder um Geist und Seele zu stärken, ist sie einen Versuch

allemal wert.

Bei meinem Sohn, den ich seit seinem ersten Lebensjahr damit behandeln lasse, hatte ich bis heute nur Erfolge. Egal, ob es sich um einen Schnupfen, Keuchhusten, Windpocken oder ein traumatisches Erlebnis handelte. Joel ist ein gesundes Kind, das die Schwingungen der Konstitutionsmittel gut erreichen. Bei Sarah wirkten die entsprechenden Mittel für Asthma weniger, bei Blasenschwäche deutlich besser. So auch bei mir eher mäßig, als ich nach Absetzen des Interferons und schon vielen Monaten des Spritzens von Copaxone, verzweifelt das richtige Konstitutionsmittel für mich suchte. Ich hatte keinen Erfolg. Entweder verschlimmerten sich meine MS-Symptome (Erstverschlimmerung), die mir Angst machten oder es zeigte sich keine Reaktion auf das Mittel. Im Kindes- und Jugendalter sprach ich gut auf die homöopathische Behandlung an. Heute leider nur bei banalen Dinge, wie Halsschmerzen oder Schnupfen.

Nach dem Misserfolg und Verstreichen wertvoller Zeit fand ich demütig zur Schulmedizin zurück.

Jederzeit werde ich meine Kinder damit wieder behandeln, und ich glaube immer noch an Erfolge der Homöopathie, aber nicht bei chronischen, unheilbaren Erkrankungen.

Zur Entspannung komme ich mit der **Progressiven Muskelentspannung** nach Jacobsen, kurz PM, gut zurecht. Ich erlernte die Übungen in der Reha-Klinik in Bad Buchau unter fachmännischer Anleitung. Zu Hause führe ich die PM mit Hilfe von CDs durch. Bei der Progressiven Muskelentspannung werden gezielt Muskeln bzw. Muskelgruppen an- und entspannt. Angefangen werden die Übungen von den Händen über dem Kopf bis zu den Füßen. Die Spannung wird 3-6 Sek. gehalten und dann abrupt gelöst. In der nächsten Phase wird der Entspannung nachgespürt. Die Übungen sollten jeden Tag durchgeführt werden, um einen entsprechenden Erfolg zu erreichen. Das Ganze dauert je nach Anspannen der gewünschten Muskelgruppen 10-20 Minuten. Leider führe ich sie auch nur in Phasen durch, wenn mir wieder einmal der Alltag über den Kopf wächst. Aber bei Einschlafstörungen komme ich oft darauf zurück.

Erst im letzten Dezember, nach meinem schweren Schub, lernte ich an einem schönen, sonnigen Sonntagmittag **Qigong** kennen. Es war eine spontane Idee und zum Glück noch ein Platz in dem Kurs frei. Bei dieser Technik ist nicht nur die professionelle Anleitung wichtig, sondern die Atmosphäre in den Räumen oder die Umgebung in der Natur, wo diese Übungen durchgeführt werden.
Qigong heißt übersetzt „Energiearbeit". Es handelt sich um langsame, im Stehen ausge-führte Bewegungen z. B. Kranich-Qigong, mit Hilfe der Atmung und Konzentrationsaufgaben des Qi – unserer Lebensenergie. Das stille Qigong wird im Sitzen ausgeführt mit weniger

Bewegungen. Das Qi soll so beeinflusst werden, dass wir länger gesund bleiben und ausgeglichener leben können. Die verschiedenen Übungen dienen dazu, bestimmte Funktionen zu verbessern, beispielsweise den Kreislauf, die Verdauung, das emotionale Gleichgewicht oder die Konzentrationsfähigkeit. Sie kräftigen Muskel, Knochen und Gelenke. Auch hier gilt regelmäßiges Üben.

Vor drei Jahren habe ich bewusst über meine **Ernährung** nachgedacht. Ich las die Bücher „Gesund und bewusst essen bei MS" der Fa. Biogen, „Das MS-Kochbuch - Richtig essen bei MS" der Fa. Serono, „Unsere Nahrung - unser Schicksal" von Dr. med. M. O. Bruker, „Die Evers-Diät" von Dr. Joseph Evers und „Bircher-Benner: Wegbereiter der neuen Ernährungslehre und Heilkunde" von Dr. Ralph Bircher. Von all diesen Ratgebern konnte ich persönlich sehr profitieren. Ich esse heute viel Obst, Gemüse und Rohkost, kein Schweinefleisch, keine Wurst, aber mehr Fisch, Vollkornprodukte, Omega-3-Fettsäurehaltige Öle, Frischkornbrei, viel selbstgemahlenes Mehl und Milchprodukte. In unserem Bioladen in der Stadt kaufe ich Lebensmittel im Angebot und ansonsten frische Artikel auf dem Wochenmarkt, Bio-Produkte im Supermarkt oder dm-Drogeriemarkt.

Der alternativen Medizin habe ich momentan abgeschworen, hier habe ich fast resigniert. Nun kämpfe ich wieder mit der Schulmedizin gegen die MS! Wir werden sehen ...

Sport ist nicht gleich „Mord"!

In meiner frühsten Kindheit bin ich am Wochenende mit meinen Eltern und Großmutter durch den Pfälzerwald gewandert. Unter der Woche war Herumtoben mit Freundinnen angesagt oder Schwimmen mit meiner Mutter. Kinderturnen, wie es heute üblich ist, gab es damals noch nicht. In der Grundschule ging ich ein halbes Jahr in die Ballettschule. Das versprochene Eis als Belohnung nach der Ballettstunde war mir wichtiger und der Ehrgeiz eine berühmte Ballerina zu werden, scheiterten an meinem zu geringen Einsatz zum Trainieren. Mit 14 Jahren ermöglichten mir meine Eltern das Skifahren in einem gemeinsamen Winterurlaub, zu erlernen. Bis letztes Jahr bin ich noch Ski gefahren. Nun traue ich es mir wegen den Gleichgewichtsstörungen und meinem geschwächten linken Bein nicht mehr zu. Das Unfallrisiko ist mir zu hoch.

Erst im frühen Erwachsenalter fing ich regelmäßig mit Badminton spielen an. Da mir auch dies nach wenigen Jahren zu „lahm" war, wechselte ich zum Squash spielen. Viele Jahre spielte ich diesen Sport.

Während meine Kinder klein waren, belegte ich viele Kurse in Aerobic- und Wirbelsäurengymnastik.

Nach der Diagnose sollte Krankengymnastik nicht meinen Alltag bestimmen. Der Modesport Walking hat auch mich überrollt.

Bis vor einem Jahr bin ich auch regelmäßig gewalkt, entweder alleine, mit einer Bekannten oder in der Gruppe. Voriges Jahr habe ich mich nun in einem Fitnessstudio für zwei Jahre verpflichtet. Bis zu meinem schweren Schub im letzten November trainierte ich zweimal die Woche. Leider musste ich vier Monate pausieren, aber nun versuche ich wieder ein leichtes Training. Es macht mir Spaß und der soziale Kontakt ist mir wichtig. Ich brauche einen körperlichen Ausgleich zu den einseitigen Bewegungen im Alltag und der Sport „macht meinen Kopf frei". Außerdem hilft mir das Training zur Besserung meiner Fatigue. An diesen Sporttagen bin ich leistungsfähiger und weniger müde. An den restlichen Tagen gönne ich mir oft einen Mittagsschlaf, der leider mittlerweile bis zu 1,5 Stunden dauern kann.

Wenn der Verlauf der MS es zu lässt, sollte man seine gewohnten Sportaktivitäten weiterhin ausüben. Die Beweglichkeit bei der MS zu erhalten, ist enorm wichtig, angepasst an das Leistungsvermögen jedes Einzelnen. Ein Ausdauersport sollte ergänzend zu anderen Behandlungsmethoden durchgeführt werden. Extreme Belastungen, wie bei extremer Hitze im Sommer, sollten vermieden werden. Nach einem Schub und einer Kortison-Stoßbehandlung sollte man kurze Zeit pausieren, dann langsam mit dem Training wieder beginnen. Normalerweise gönne ich mir etwa zwei Wochen Ruhe ohne körperliche

Anstrengungen nach einem Schub. Die vier-
monatige Pause war eine Ausnahme in den
ganzen Jahren der Erkrankung. Um Ent-
spannung und seine Beweglichkeit zu erhalten
sind z.B. Yoga, Quigong oder Feldenkrais-
Therapie sinnvoll. Es gibt kein Patentrezept.
Jeder MS-Erkrankte muss für sich und an seine
Lebenssituation und Behinderung angepasste
sportliche Betätigung finden. Manchmal sind
mehrere Versuche und ein Ausprobieren notwendig, um das für sich „Richtige" zu finden.

(Anmerkung: Stand 03/2011)
Leider übe ich heute nur noch Rehasport aus,
aber auch diesen nur bedingt. Meine
Gehstrecke ist kürzer geworden und meine
Kraft und Ausdauer stark reduziert.

Ich bin ein „Spritzenjunkie"

Einleitend möchte ich noch ein paar Worte der Behandlungsmöglichkeiten niederschreiben, um den Einstieg für Neubetroffene in meine Geschichte anschaulicher zu gestalten.

Bekannt ist, dass die MS leider immer noch unheilbar ist, aber es gibt eine Reihe von Medikamenten, die eine Verschlechterung aufhalten können, Schübe verhindern oder abschwächen und Ausfälle wieder rückgängig machen können. So früh wie möglich nach der gesicherten MS-Diagnose sollte mit einer Interferon- oder Glatirameracetat-Behandlung begonnen werden. Laut der Ärzte, doch jeder sollte sich auch Zeit mit solch einer Entscheidung lassen, das ist meine Meinung! Bei Interferonen und Glatirameracetat handelt sich um Medikamente zur Langzeit-behandlung, die gespritzt werden müssen. Dazu werden Arzneimittel eingesetzt, die die Reaktion des Immunsystems verändern (Immunmodulatoren) oder dauerhaft unter-drücken (Immunsuppressiva). Sie sollen die Anzahl und Schwere der weiteren Schübe verringern und die Zunahme der Ausfaller-scheinungen aufhalten. Eine Langzeitbe-handlung erfolgt über mehrere Jahre. Manchmal muss je nach Krankheitsverlauf ein Präparat gewechselt werden, und es bedeutet nicht, dass man von jeglichen Krankheitser-scheinungen frei ist.

Es stehen drei Interferon-Präparate zur Verfügung: Rebif, Avonex und Betaferon.

Sie unterscheiden sich in der Wirkstärke und Wirkmenge. Außerdem wird Avonex intramuskulär, und die anderen beiden werden subkutan gespritzt. Die Schubhäufigkeit wird um 30-35% verringert. Interferone werden bei schubförmig und chronisch progredienten Verlauf eingesetzt.

Glatirameracetat, im Handel als Copaxone, ist ein immunmodulierendes Medikament, das subkutan gespritzt wird. Unter der Behandlung von Copaxone kommt es zur spezifischen Änderung der Immunreaktion. Außerdem kann es zur Verminderung der Schubhäufigkeit führen, darf aber nur bei einem schubförmigen MS-Verlauf eingesetzt werden, nicht bei primär oder sekundär fortschreitender MS. Auch hier wird die Schubhäufigkeit um 30-35% verringert.

Nach der gesicherten MS-Diagnose und dem zweiten Schub begann ich mit dem Spritzen des Interferons Betaferon. Es wird jeden zweiten Tag subkutan gespritzt und möglichst zur selben Tageszeit. Da ich zwar als MTLA Blut abnehmen kann, brachte ich es aber nicht fertig, mich selbst zu spritzen. Dafür gibt es bei subkutanen Injektionen einen Autoject. Jede Firma hat ihren eigenen, da die Spritzen unterschiedlich sind. Bei Betaferon kann man sich in Beine, Arme, Po und Bauch injizieren, ständig im Wechsel, um Entzündungen an der Injektionsstelle zu vermeiden. Damals mussten die Spritzen noch im Kühlschrank aufbewahrt werden, es waren Fertigspritzen. Heute kann man sie bei Raumtemperatur aufbewahren, aber sie müssen vor der Injektion zusammengesetzt und gemischt werden. Die Nebenwirkungen zu Beginn der Behandlung waren bei mir erhöhtes Fieber, leichter Schüttelfrost, Glieder- und Kopfschmerzen. Diese ließen nach etwa drei Monaten nach, schränkten mich aber in der Lebensqualität ernorm ein. In manchen Momenten wollte ich aufhören, und nur das Aufbringen enormer Geduld und die Hoffnung auf Besserung, hielten mich davon ab.

Die Einweisung zur Behandlung mit Betaferon führte eine Neurologin durch, die speziell ge-schult ist. Heute machen diese Schulungen MS-Schwestern, vertreten in allen Firmen, die Interferone oder Copaxone anbieten. MS-Schwestern kommen in der Regel zum Pa-tienten nach Hause und weisen ihn sehr sorg-fältig ein. Außerdem stehen sie für alle Fragen im Umgang mit der Krankheit und der Spritzerei zur Verfügung. Sie nehmen oft lange Anfahrtswege in Kauf, und bei einem Besuch bleibt es oft nicht. Auch stehen sie uns telefonisch fast rund um die Uhrzeit mit Rat und Tat zur Seite. Ansonsten bieten alle Firmen eine kostenlose telefonische Hotline mit qualifiziertem Personal an, um Fragen zu beantworten, Literatur oder irgendwelche Injektionsmaterialen zu bestellen.

Nachdem die schlimmsten Nebenwirkungen überstanden waren, gewöhnte ich mich all-mählich an die Spritzerei jeden zweiten Tag. Sie gehörte nun zu meinem Leben wie die täglichen Mahlzeiten. Die MS hatte mich in den

Händen, und ich musste mitspielen, ob ich wollte oder nicht.

Begleitend zur Spritze nahm ich in den ersten Monaten noch eine Tablette à 500 mg Paracetamol abends, um die auftretenden grippeähnlichen Symptome abzuschwächen. Ich habe von Anfang an abends gespritzt, um die Nebenwirkungen zu verschlafen. Am Morgen danach fühlte ich mich zwar oft noch leicht grippegeschwächt oder hatte leichte Kopfschmerzen, aber ich wollte durchhalten und hoffte auf Minimierung der Schubhäufigkeit. Die Injektionsstellen kühlte ich, aber trotzdem sah man oft die geröteten Einstiche. Zurück blieben dunkle Flecken oder Blutergüsse. In der Badesaison wurde ich regelmäßig darauf angesprochen.

Leider entwickelte ich unter der Behandlung mit Betaferon eine mittelgradige Depression, die mit Antidepressiva ca. neun Monate erfolgreich behandelt wurde. Aber die Zeit in der Depression war fürchterlich, da ich schon morgens nicht aufstehen wollte. Irgendwie habe ich es dann doch meinen Kindern zuliebe geschafft. Wenn ich alleine gewesen wäre, hätte ich diese Zeit anders durchlebt. Nach einem antriebslosen und müden Morgen besserte sich meine Stimmung gegen Mittag, und am Abend war fast alles wieder vergessen. In dieser Zeit habe ich den Anschluss an viele Bekannte verloren. Das Leben zog an mir vorbei. Nur wer auch schon einmal eine

Depression hatte, kann mich verstehen. Etwa ein Jahr hatte ich eine beschwerdefreie Zeit, dann verstärkten sich erneut die Anfangsbegleiterscheinungen durch Betaferon, und ich bekam wieder eine Depression. Das Leben erschien mir wieder sinnlos, ich war kampfunfähig. Außerdem hatte ich weiterhin meine Schübe, manchen sehr ausgeprägt. Ich überlegte schon geraume Zeit mit meinem Neurologen über einen Wechsel zu einem anderen Medikament. Aber wir konnten uns nicht einigen, auch die Meinung eines anderen Neurologen brachte uns nicht weiter. So beschloss ich eines Tages ganz für mich alleine im Oktober 2007 nach 3,5 Jahren mit dem Aufhören des Spritzens von Betaferon. Ich fühlte mich danach so befreit und beflügelt. Keine Spritzen, keine dunklen Flecken mehr, kein Überwinden der Nadeln! Ich dachte, ich bekäme die MS in Griff. Welch Trugschluss - welch Irrtum!

Ich begann eine homöopathische Behandlung, dachte positiv und fühlte mich anfangs glücklich wie nach einer Befreiung aus einem gefangenen Raum.
Die Realität holte mich sehr schnell ein. Im März des darauffolgenden Jahres kam ein schwerer Schub. So folgten noch im Mai, Juni und Ende Juli Schübe. Eine stationäre Einweisung ins Klinikum Ludwigshafen erfolgte beim 4. Schub in diesem Jahr. Ich landete im selben Zimmer, in dem ich meine Diagnose vier Jahre vorher bekommen hatte, nur dieses

Mal auf unsicheren, fast tauben Beinen und am Ende meiner Kräfte. Welch eine Ironie des Schicksals!

Ein paar Tage vorher (August 2008) verbrachte ich noch mit meinen Kindern eine Woche Urlaub. Ich fuhr schon mit ersten Schubsymptomen daheim fort, die sich rapide dort verschlechterten. Von Tag zu Tag verschlimmerte sich mein Zustand. Da ja Schmerzen und Taubheitsgefühle von niemandem subtil wahrgenommen werden, bemerkten es meine Kindern nicht. Auch nicht meine Blasenschwäche und immer kürzer werdende Gehstrecke. Man denkt immer erst an die anderen, will als Mutter nicht versagen, und für meine Kinder und mich, war diese Auszeit vom Alltag wichtig. Man sollte aber auch die Folgen eines unbehandelten Schubs bedenken! Im Verdrängen bin ich große Klasse!

Eigentlich dachte ich nach der Diagnose-stellung vier Jahre vorher, hier im Klinikum warst du nur einmal. Zwei Tage nach dem Ur-laub brachte mich ein Freund nach Ludwigs-hafen. Vorher musste ich ja noch! die Wäsche vom Urlaub erledigen und alles mit den Kindern regeln. In solchen Zeiten übernehmen meine Eltern meine Zwei, denn ihr Vater hält sich nur an das Pflichtprogramm alle 2-3 Wochen. Nach sechs Tagen konnte ich mit Cortison aufgepeppt, die Klinik verlassen.

In den letzten Monaten habe ich viel über die

MS gelernt. Sie ist so unberechenbar und hat mich jederzeit im Griff. Trotzdem biete ich ihr die Stirn, stur wie ich sein kann!

Nach dem 6-tätigen Klinikaufenthalt, begann ich Copaxone zu spritzen und das jeden Tag subkutan. Meine anfängliche Angst vor Nebenwirkungen wurde nicht bestätigt. Ich war zwar etwas müder als sonst, und es wirkte abends wie ein Schlafmittel bei mir, leider nur in den ersten vier Wochen. Morgens war ich ausgeruht. KEINE Nebenwirkungen, bis heute nicht! Auch dieses Mal kam eine MS-Schwester zu mir nach Hause. Frau Sonnenschein besuchte mich noch zweimal, da ich mit den Injektionsstellen anfangs Probleme hatte. Es schlichen sich Handlingprobleme meinerseits ein. Auch diese Schwester kann ich fast jederzeit anrufen. Sie hört sich meine Sorgen und Nöte an, die ich im Alltag mit mir und den Kindern habe, ist eine liebenswerte und offene Person, bei der man sich in guten Händen weiß. Sie ist mein Spritzenengel. Wir telefonieren alle paar Wochen miteinander.

Die Fertigspritzen sollten im Kühlschrank auf-bewahrt werden, können aber auch bis zu 7 Tage bei bis zu 25°C Raumtemperatur gelagert werden. Man spritzt sie direkt oder mit einem Autoject subkutan in Arme, Beine, Po und Bauch im Wechsel. Ich führe auch bei diesem Medikament ein Patienten-Tagebuch der Firma, um Injektionsstellen zu dokumentieren, besondere Vorkommnisse, Reaktionen nach der Injektion oder um Wichtiges für mich festzuhalten.

Auch bei der Fa. Aventis steht eine kostenlose Hotline von 8.00 bis 20.00 Uhr Montag bis Freitag zur Verfügung. Keine Frage bleibt unbeantwortet, und Infomaterial oder Bedarfsmaterial werden mir schnell zugeschickt.

In der Selbsthilfegruppe kann man sich sehr gut über die Erfahrungen anderer „Leidensgenossen" bezüglich Medikamente wie Interferone und Copaxone austauschen. Außerdem sitzen wir dort alle im gleichen Boot. Wir sind eine gute Truppe, ich fühle mich dort angenommen mit all meinen Ecken und Leiden.

Über andere Medikamente wie Mitoxantron, Tysabri, Immunglobuline etc. kann ich nichts berichten. Zum Glück nicht, denn wenn es so wäre, dann würde sich meine MS noch mehr verschlechtern. Die Angst davor ist aber präsent und spukt in meinem Hinterkopf herum. Alles verdrängen kann man doch nicht.

Ich bin ein „Spritzenjunkie" und hoffentlich noch eine sehr lange Zeit!!

(Anmerkung: Stand 03/2011)
Zwar hat sich meine MS verschlechtert, sie werden aber nachlesen können, dass ich heute mit Tysabri eine gute Therapie für mich gefunden habe.

Mein Neurologe, der Beschützer für neurologische Schwächeanfälle

Von Zeit zu Zeit besuche ich die Internetseiten der DMSG, Patientenforen oder andere MS-Portale. Überall kann ich über die Not und Suche nach dem richtigen Neurologen und die Odysseen der Patienten lesen. Der Frust ist groß und die Unsicherheit ebenso. Bei manchen Geschichten kann man kaum glauben, dass sie passiert sind.

Da hatte ich ja ein enormes Glück, denn ich kann nur frustriert von einem Facharzt berichten.

Der zweite Neurologe war ein Glücksgriff, und unsere „Arzt-Patienten-Beziehung" hält nun schon fast 19 Jahre.

Nicht immer ist es einfach zwischen uns, je nach unserer Tagesform und Anlass eines überraschenden Besuchs meinerseits.

Über den ersten Neurologen ist nur zu sagen, dass er mich nicht ernst nahm, denn er benutzte die familiären Gegebenheiten als Anlass, um eine nicht vorhandene Depression zu diagnostizieren. Er hat mich weder neurologisch untersucht, noch Vorbefunde angefordert oder ein längeres Gespräche geführt. Nach diesem kurzen Arztgespräch und langer Wartezeit stand ich wieder draußen vor der Praxis mit einem Rezept für Antidepressiva und einem Schlafmittel. Statt in die Apotheke zu gehen, hätte ich gleich das

Rezept in den Papierkorb werfen sollen.
Meine Freundin gab mir nach diesem Misserfolg den Hinweis auf meinen jetzigen Neurologen, der leider 20 km von unserem Ort praktiziert. Unter normalen Umständen ist das kein Problem, aber in der Schubzeit fällt mir das Autofahren schwer. Manchmal findet sich dann doch ein Fahrer, mein Vater oder eine Freundin, die als tröstender Beistand fungieren.

Ich erinnere mich noch an den ersten Besuch bei meinem Arzt. Er ließ sich viel Zeit und führte ein ausführliches Gespräch, untersuchte mich neurologisch, was ich damals als unangenehm empfand mit dem Hämmerchen auf meine Knie und Ellbogen zu klopfen. Wie oft habe ich nun schon mit geschlossenen Augen den Finger zur Nase führen müssen? Immer noch fühle ich mich bei diesen Untersuchungen und Turnübungen unwohl. Könnte doch wieder etwas aufgedeckt werden! Fast alle Tests, außer dem mit der Stimmgabel und dem Handdruckmessen, bestehe ich je nach „Befinden" meiner MS, noch ganz gut.

Im Schreiben von unzählbaren Briefen und Stellungsnahmen an Ämter und die Renten-stelle hat er sich als ungemeine Hilfe erwiesen, besonders im Erledigen dringender Vorgänge und bei den kurzen, prägnanten Briefen. Sein Helferinnen-Team ist immer freundlich und gewissenhaft.
Ich bin keine einfache Patientin, denn ich will

alles wissen und frage zum x-ten Mal dasselbe. Auch Unmögliches will ich beantwortet bekommen, da kann er mir als „Gott in Weiß" auch nicht weiterhelfen. Seine Ruhe und die Zeit, die sich mein Neurologe für seine Patienten nimmt, schätze ich sehr an ihm. Er wies mich auch schon mal auf meine stressige und hektische Lebensweise hin, und ich zog ohne seinen Rat zu befolgen, kopfschüttelnd aus seiner Praxis. Die Wahrheit über mich höre ich nicht gerne. Erst nach Tagen des Nachdenkens krieche ich aus meinem Versteck hervor und bekunde kleinlaut die Wahrheit. Der Mensch ändert erst etwas an seiner Lebenssituation, wenn der Leidensdruck unerträglich wird oder es zu körperlichen Symptomen kommt. So auch bei mir.

Seine Worte im letzten November haben sich tief in mein Bewusstsein eingeprägt: „Es ist kurz vor 12 Uhr, Frau Régnard-Mayer. Ich hoffe, sie werden endlich etwas ändern!"

Manchmal sind wir auch gemeinsam ratlos. Nach der erfolglosen Behandlung mit Betaferon wollte er eine zweite Meinung über meinen Therapieverlauf. Die Empfehlung der aufgesuchten Neurologin ging von Avonex über Tysabri zu Copaxone. Keine wirkliche Hilfe! Mein Neurologe riet mir dann doch zu seiner zuerst empfohlenen Therapie, Copaxone zu spritzen. Diese Empfehlung wurde auch bei einem stationären Aufenthalt im Klinikum Ludwigshafen empfohlen.

Das Wort Geduld kannte ich früher auch nicht.

Der Schub im November stellte meine Geduld auf eine Zerreißprobe, aber auch die Angst vor einer schweren zurückbleibenden Behinderung erfasst mich tief im Inneren. Wenn ich heute über die Wochen der gelähmten Beine, der körperlichen Ausfälle und auf die angewiesene Hilfe der Familienhelferin zurückblicke, läuft es mir eiskalt über den Rücken. Sollte ich doch etwas gelernt haben?

Nicht immer ist das Verhältnis mit meinem Neurologen ungetrübt, denn wenn es um das Verstehen von nicht verschriebenen Verordnungen geht, überfordert er mich. Für das nächste Quartal soll ich mich entweder für Krankengymnastik oder für Ergotherapie entscheiden. Ich musste mir einen Vortrag über Quartalsabrechnungen und monatliche Einkommen per Telefon anhören. Da beides aber notwendig wäre, entscheide ich mich für das „schlimmere" Übel. Da es um den Erhalt meiner Gesundheit geht, ist mein Verständnis für seine Lage begrenzt. Nach den vielen Jahren der Arztbesuche bekomme ich schon langsam graue Haare, und kann oft Ärzte im „wahrsten Sinne der Worte" nicht mehr sehen. So spare ich mir den Weg zum Hausarzt, um mir von ihm ein Rezept über die nicht verordnete Therapie zu erbetteln.

Nächste Woche habe ich einen Kontrollbesuch bei meinem Neurologen, den ich ausnahmsweise herbeisehne. Auch diese Tage gibt es, da die anhaltenden Schmerzen mich mürbe machen und die Angst vor einem erneuten Schub. Mein Neurologe begleitet mich nun schon seit Beginn meiner Erkrankung, und es baute sich ein Vertrauensverhältnis zwischen uns auf. Ich weiß seinen Einsatz und seine fachliche Kompetenz zu schätzen. Wir sind ein Team, wobei seine Stimme mehr zählt. Wir kämpfen gemeinsam gegen meine MS und sind zusammen auch wiederum machtlos. Er legt mir alles mit offenen Karten auf den Tisch, und ich akzeptiere diese Bedingungen. Ehrlichkeit und eine vielleicht schmerzende Offenheit sind mir sehr wichtig. Damit kann ich umgehen und somit in die Entscheidungen über den Therapieverlauf mit einbezogen werden. Es macht mich nicht ganz hilflos gegenüber meiner Erkrankung.

Schon heute überlege ich mir traurig, „was aus mir wird", wenn er in Pension geht und wir unsere Teambeziehung aufgeben müssen. Nun in den noch verbleibenden Jahre werden wir gemeinsam weiterkämpfen und hoffen auf „bessere Zeiten"!

Unfreiwilliger Schlossbesuch

Nachdem ich nach der Entlassung arbeitslos, besser gesagt, krankgeschrieben war auf unbestimmte Zeit, beantragte ich eine Rehabilitationsmaßnahme, die in kürzester Zeit genehmigt wurde. Trotz der Cortison-Stoßtherapie verbesserten sich meine Symptome kaum. Ich konnte nur wenige Meter gehen und hatte Probleme mit dem Gleichgewicht. In dieser Zeit verfehlte ich manche Tür. Damals wohnten wir noch im zweiten Stock. Wenn ich etwas im Keller vergessen hatte, musste ich warten, dass es mir jemand holen konnte. Ich hatte auch mit der Augensehschärfe je nach Tagesschwankungen zu kämpfen. Erschöpft, depressiv und ohne Zukunftssperspektive, so fühlte ich mich nach der Entlassung.

Endlich kam der Bescheid mit der Zusage vier Wochen Reha in der Schlossklinik Bad Buchau. Fern von der Zivilisation auf der Schwäbischen Alb am Federsee entdeckte ich den kleinen Ort auf der Landkarte. Nun gut. Ruhe, Therapie und Aufbautraining waren angesagt!

Mitte September 2004 fuhr mich mein Vater mit zwei gepackten Koffern und meinem Fahrrad nach Bad Buchau. Ich wäre schneller nach Rom gefahren, als nach Bad Buchau, so abgelegen liegt dieser Ort!
Der Abschied von meinen Kindern für vier Wochen fiel mir sehr schwer. Zum Glück wusste

ich noch nicht, dass es noch viel länger sein sollte. Ich wäre nicht gefahren.

Die Schlossklinik ist eine Fachklinik für Multiple Sklerose und Schlaganfallpatienten. Sie liegt mitten in dem kleinen Ort Bad Buchau, in unmittelbarer Nähe des Federsees. Die Klinik bietet Therapiemöglichkeiten auf dem neusten Stand und hohem Niveau an. Man kann dort jeden Tag im hauseigenen Hallenbad schwimmen, unzählige Wander- und Radwege führen in die einsame, aber abwechslungs-reiche Umgebung, und der Bodensee liegt in etwa 50 km Entfernung. Nur die öffentlichen Verkehrsmöglichkeiten sind nicht gut ausgebaut, besonders am Wochenende. Aber als ich nach etwa zwei Wochen wieder kleinere Strecken mit dem Fahrrad fahren konnte und mit der Zeit mich steigerte, erkundete ich den Ort und die nahe Umgebung. Die zwei Ausflüge nach Friedrichshafen und auf die Insel Mainau unternahm ich dann natürlich mit Bus und Bahn.
Der ältere Teil der Klinik ist im Schloss unter-gebracht, und die neueren Anbauten sind bei-spiellos in das Gelände integriert. Alle Zimmer sind Einzelzimmer mit eigenem Badezimmer, TV- und Telefonanschluss.
Nach dem Abendessen fuhr ich fast jeden Tag noch eine kleine Runde mit dem Fahrrad und ging abends ins Schwimmbad. Leider ließ die Wassertemperatur von 32-34°C kein langes Schwimmen zu, aber es war trotzdem Ent-spannung pur. Außerdem traf man immer Mit-

patienten, und mit der Zeit immer dieselben zu einem kleinen Schwätzchen. Die Abende verbrachte ich auf dem Zimmer mit Lesen, Fernsehen oder Telefonieren. Ich genoss die abendliche Ruhe nach den teils sehr anstrengenden Tagesabläufen.

Erst nach 4,5 Wochen ging ich abends mit ein paar Mädels das erste Mal in eine Kneipe.

Ich vermisste bis dahin nichts, und es blieb bei zwei Abenden. Die Ruhe und Einsamkeit waren mir wichtig um zu genesen.

Mein Tag begann morgens um 6.45 Uhr mit Walken oder Kneippanwendungen. Nach dem Duschen ein kurzes Frühstück, dann begann das tägliche Training auf dem Ergometer. Im Laufe des Vormittags kamen noch im Wechsel der Tage Gleichgewichtstraining, Krankengymnastik, Wirbelsäulengymnastik, Ergotherapie oder Arbeitserprobung dazu.

Die Arbeitserprobung ist für die Patienten gedacht, die entweder wie ich, ihren Beruf nicht mehr ausüben können, bzw. wo eine Umschulung angestrebt wird oder um die noch möglich zu leistenden Arbeitsstunden zu ermitteln. Es wurden Arbeitsstunden am PC, dem Hauswirtschaftsbereich und der Schreinerei angeboten. Ich entschied mich für die Schreinerei, da ich das Arbeiten mit Holz liebe und ich rigoros das Arbeiten in der Küche oder der Näherei ablehnte. Das konnte ich zu Hause jeden Tag unter Beweis stellen.

Mittags waren Visiten, Entspannungskurse, Psychotherapien einzeln oder in der Gruppe,

Gedächtnistraining und diverse Tests am Computer, z.B. Konzentrationsübungen. Einmal in der Woche waren Pflichtvorträge und zweimal die Woche war ein MS-Treffen.

In der 4.Woche hatte ich die Chance in die Musiktherapie einzusteigen, in der ich persönlich sehr viel erreichte.

Der Klinikalltag endete mit dem Abendessen ca. um 18.30 Uhr. Anschließend verließ ich mit ein paar Mitpatienten regelmäßig die Klinik, um noch eine Runde zu gehen oder wir fuhren Fahrrad. Mich strengte dieses volle Klinikprogramm sehr an, und wir mussten alle den Kopf frei bekommen. Aber allmählich erholte ich mich körperlich, nur psychisch eher weniger.

Da Bad Buchau weit von Landau entfernt ist, bekam ich keine Besuche, außer einmal von meinem jüngeren Bruder, der in Konstanz wohnte. Das Heimweh nach meinen Kindern war in den ersten zwei Wochen furchtbar. Aus vier Wochen wurden fast sechs Wochen. Mit viel Willenskraft und Geduld brachte ich mich fast wieder auf den „alten" körperlichen Zustand. Eine berufliche Umschulung wurde mir abgeraten. Die Ausdauer- und Konzentrationstests fielen nicht gut aus. Mir wurde empfohlen, die EU-Rente zu beantragen.

Die Entlassung bzw. das Ende meines Schlossbesuchs rückte näher, und das machte mir Angst. Würde ich wieder in den Alltag zurückfinden? Wenn ich die Rente nicht bekäme, wie ginge es dann beruflich weiter? Zum Glück stand in meinem letzten Zeugnis nichts von einer Entlassung. Aber Fragen diesbezüglich würden gestellt werden.

Eine Rehabilitationsmassnahme kann ich jedem Neubetroffenen sehr empfehlen, da man viel über seine Krankheit lernt in Bezug auf den Umgang im Alltäglichen. Aber auch eine stationäre psyschologische Betreuung ist am Anfang der Krankheit sehr wichtig. Diese sollte ambulant als Psychotherapie fortgeführt werden. Auch Krankengymnastik in regelmäßigen Abständen ist oft notwendig. Aber es ist auch wichtig, ein Ausdauer- oder Fitnesstraining zu finden, um über Jahre eine körperliche Stabilität zu erreichen. Natürlich gilt dies nur für einen schubförmigen Verlauf, denn bei einem primär chronisch progredienten Verlauf sieht es oft anders aus.

Nach den 6 Wochen Reha fand ich allmählich wieder in den Alltag zurück, meine Psychotherapie setzte ich ambulant fast drei Jahre zu Hause fort. Ich habe gelernt, mit der MS zu leben, doch werde ich bei jedem Schub von neuem zurückgeworfen, und es bedeutet immer wieder eine enorme psychische Kraft und Überwindung, nicht aufzugeben.

Selbsthilfegruppen – „meine Welt"

Nachdem die Erstauflage meines Buches gedruckt war, kam die nette Anregung von Fr. Wingenfeld, Verantwortliche für Öffentlichkeitsarbeit der Deutsche Multiple Sklerose Gesellschaft (DMSG), „schreiben sie doch noch etwas über Selbsthilfegruppen". Nun sitze ich erneut am Laptop, kaum drei Monate nach dem Erscheinen meines Buches und Berichte über meine Erfahrungen mit „unserer" Selbsthilfegruppe, die zum DMSG-Landesverband Rheinland-Pfalz gehört.

Nachdem ich damals die Diagnose erhielt, ließ ich nicht viel Zeit verstreichen um alle denkbare Informationen über diese Krankheit zu erfahren. Vier Wochen nach meinem „Schwarz auf Weiß- Erlebnisses" und noch immer mit dem Unbegreiflichen im Kopf, machte ich mich an einem sehr kalten, verschneiten Abend auf den Weg zu meinem ersten Treffen in der Selbsthilfegruppe. Mit Herzklopfen und sehr gemischten Gefühlen betrat ich die mir genannte Gaststätte in Herxheim. Im Vorraum blieb ich stehen, unfähig nur einen weiteren Schritt zu gehen. Der Zufall wollte es, dass nach mir zwei Frauen kamen und somit gab es kein Zurück mehr. Ich wurde herzlich begrüßt, mit angenehmer Neugier und Interesse und schon saß ich mittendrin. Seit diesem Abend gehe ich regelmäßig einmal im Monat zu der Landauer Selbsthilfegruppe, die sich immer am dritten

Freitag im Monat, mittlerweile im Bornheimer Freizeitcenter trifft. Private Freundschaften entwickelten sich, mit manchen telefoniere ich ab und zu, viele Fachvorträge finden statt, die wir gemeinsam am Jahresanfang aussuchen. Unsere Weihnachtsfeier im November ist der Jahreshöhepunkt.

In der Selbsthilfegruppe bin ich mit Menschen zusammen, denen ich nichts erklären muss über Taubheitsgefühle, Geh- und Blasen- probleme und sonstige Begleitsymptome. Viele bringen auch ihren Partner mit, das lockert die Gruppe auf und führt zu einem ungezwungenen Umgang untereinander. Wir tauschen uns über alltägliches und Fragen rund um die MS aus, helfen Neubetroffenen und genießen den Abend bei einem guten Essen. Ich begegne dort Menschen, die mich so annehmen wie ich bin, die mir ihre Hilfe anbieten, mir zuhören und mich ernst nehmen. Unser Gruppenleiter ist sehr engagiert und immer darauf bedacht uns neue Informationen über die MS, Fachvorträge oder Bekanntmachungen der DMSG zu übermitteln. Die Selbsthilfegruppe möchte ich nicht missen, sie fängt mich auf, wenn ich von meinem ge- sunden Umfeld nicht mehr aufgefangen werden kann. Die MS und unsere vielen Gesichter unter den 1000 verbinden uns ohne große Worte miteinander.

Mit den Sozialarbeiterinnen der DMSG, die einem in Fragen rund um die MS beraten, habe ich nur die besten Erfahrungen gemacht und empfehle jedem Neubetroffenen aus unserem Bundesland sich an sie direkt zu wenden oder die Geschäftsstelle in Mainz zu kontaktieren:

Deutsche Multiple Sklerose Gesellschaft
Landesverband Rheinland-Pfalz e.V.
Hindenburgstrasse 32
55118 Mainz

Tel.: 06131/604704
Fax: 06131/604930
E-Mail: dmsg-rheinland-pfalz@dmsg.de
www.dmsg.de/rlp

Die DMSG mit Bundesverband, 16 Landesverbänden und rund 900 örtlichen Kontaktgruppen vertritt die Belange von Menschen, die an Multipler Sklerose erkrankt sind und orga-nisiert deren sozialmedizinische Nachsorge (Auszüge aus der Satzung).

Bundesverband e.V.
Küsterstr. 8
30519 Hannover

Tel.: 0511/96834-0
Fax.: 0511/96834-50
E-Mail: dmsg@dmsg.de

An dieser Stelle möchte ich gerne den Leser auf die Homepage der DMSG aufmerksam machen.

Eine intensive Beschäftigung mit den Themen lohnt sich nicht nur für Neubetroffene, sondern auch für Angehörige und man erhält die neusten Informationen über die Erkrankung.

Weitere Links anderer Anbieter:

www.amsel.de

www.ms-gateway.de
www.aktiv-mit-ms.de
www.leben-mit-ms.de
www.ms-life.de

Meine eigene Homepage:

www.frauenpower-ms.de

(Anmerkung: Stand 02/2016)
Seit nun über fünf Jahren bin ich Gruppen-leiterin der Landauer Selbsthilfegruppe. Sie findet in der Gaststätte "Pytels" beim Zoo in Landau statt. Jeden dritten Freitag im Monat, ab 19.00. Gerne können Sie mich kontaktieren.

Gastautoren

Es sind Freunde und Bekannte, die zu Wort kommen!

Nicht betroffen und doch getroffen ...

... so würde ich meine Einstellung zur „MS" bezeichnen.

Seit dreißig Jahren begleitet mich diese Erkrankung, unfreiwillig.

Dabei habe ich für mich eine andere Bezeichnung gewählt: MS heißt für mich eigentlich „meist schleichend". Denn so habe ich es erfahren. Ich möchte die Gelegenheit nutzen, meine jahrzehntelangen Erfahrungen im Umgang als „Gesunder" mitzuteilen.

Als junges Mädchen erfuhr ich von dieser Erkrankung, Mitte der siebziger Jahre.

Ich war das erste Mal beim Frauenarzt. Dieser Arzt war für mich optisch total faszinierend. Deshalb wunderte ich mich sehr, warum er sich nur sehr mühevoll am Schreibtisch hochziehen und sehr schlecht laufen konnte.

Die Frau eines ehemaligen Schulkameraden arbeitete in dieser Praxis als Sprechstundenhilfe.

Und so erfuhr ich später, dass diese Erkrankung „MS" heißt.

Zunächst dachte ich, dass er als Arzt bestimmt besser mit so einer Erkrankung zurechtkommen würde. Im Laufe der Jahre stellte ich fest, wie die Erkrankung fortschritt und zwar so, dass bald ein Rollstuhl nötig war. Er konnte zwar noch aufstehen, aber kaum noch gehen. Eben für mich so empfunden als „schleichend".

Als ich älter wurde, getraute ich mich ihn danach zu fragen, was das für eine Erkrankung sei, Prognose usw. Da war ich dann sehr betroffen. Vor allem, weil er auch wegen dieser Erkrankung auf Kinder verzichtete.

Ich habe an ihm immer bewundert, dass er nie gejammert hat. Er hat trotz dieser Erkrankung für mich eine Art Stärke ausgestrahlt. Er hat das Beste daraus gemacht, ist lange selbst Auto gefahren, hat Urlaub gemacht in Spezialeinrichtungen. Damit seine Frau sich von ihm „erholen" konnte, wie er immer wieder betonte. Und er war froh darüber, dass ich gefragt und mich interessiert habe und „nicht" die Augen verschlossen habe. Das hat mir später sehr geholfen. Denn unsere zweite Tochter war von Geburt an schwerkrank.

Ich konnte deshalb nicht berufstätig sein mit meinem abgeschlossenen Studium.

Ständig war ich in Krankenhäusern und Rehakliniken unterwegs. Die Prognose war nicht sehr günstig. Aber dieser Arzt hat mich in vielen Gesprächen gelehrt, wie man mit einer chronischen Erkrankung umgeht. Nicht nur das, er hat es auch gelebt.

Ich habe ihm erzählt, wie es mir mit unserer Tochter ergangen ist und bekam von ihm dann die Bezeichnung „mein Supermädchen" verpasst. Er lobte mich sehr, was ich alles unternahm, um diesem Kind eine halbwegs „normale" Kindheit zu ermöglichen.

Diese direkte und gelebte Erfahrung hat mir

geholfen, mit der Erkrankung meiner Tochter um-zugehen und besser damit zu leben. Wir als Eltern haben ihr vermitteln können, wie sie damit im Leben zurechtkommen kann. Dieser Arzt hat vor ein paar Jahren dann doch seine Praxis vorzeitig aufgeben müssen, leider.

Aber er war kein gebrochener Mann. Mir sind damals die Tränen gekommen, als ich seine Danksagung an die Patienten in der Zeitung las. Auch bei uns im Ort gibt es eine etwas jüngere Frau als ich, die MS hat. Da konnte ich über die Jahre leider auch sehen, wie die Erkrankung fortschritt, Rollstuhl.

Und: eine gute Bekannte von mir erkrankte auch daran, eben jene Person, die mich bat, hier einen Gastkommentar zu schreiben.

Caroline lernte ich in einer Schweizer Rehaklinik kennen: wir waren gesund und unsere Kinder krank. Später trafen wir uns in dieser Klinik wieder und machten beide unsere Ausbildung als „Asthmatrainer".

Wir hielten immer Kontakt über unsere Kinder.

Dann hatte sie viel Pech im Leben. Die Ehe scheiterte, sie war mit zwei Kindern allein erziehend, und dann kam noch die „MS". Auch hier, meist schleichend.

Ich war sehr entsetzt, denn es tauchten wieder die Bilder auf von meinem Arzt und zum Schluss dem Rollstuhl.

Nein, ich habe mich nicht zurückgezogen, wie es viele tun. Habe zugehört, getröstet, war aber auch sprachlos, aber ich war da. Sie hat mir viel berichtet, wie es ist, einen „Schub" zu haben, die Angst, Nebenwirkungen der Medikamente usw.

Ich dachte, vielleicht hat ja die Medizin auch ihre Fortschritte gemacht in all den Jahren....

Eine andere Bekannte, auch kennengelernt in der Schweizer Rehaklinik durch die Kinder, erkrankte an Rheuma, und eine andere Bekannte bekam Krebs.

Durch meine kranke Tochter habe ich selbst er-lebt, dass sich die Gesunden zurückziehen. Es passt nicht in unser perfektes Leben, krank zu sein.

Aber das ist der falsche Weg. Ich habe Selbsthilfearbeit gemacht, um anderen betroffenen Eltern zu zeigen, euer krankes Kind braucht Unterstützung, um durchs Leben zu gehen.

Ich bin dankbar, dass ich selbst gesund bin. Das nutze ich, um regelmäßig Blut und Plasma zu spenden. Ich vermisse diese Dankbarkeit bei den meisten Gesunden. Da heißt es einfach immer nur: schneller, höher, weiter.

Meine Tochter ist immer noch krank, aber sie macht nächste Woche ihre Abiturprüfung. Wir haben es geschafft, dass sie mit ihrer Erkrankung leben kann, auch wenn sie eingeschränkt ist. Diese Einstellung konnte ich aber nur vermitteln, weil ich von „Kranken" lernen konnte, was es heißt, mit einer Erkrankung zu leben.

Deshalb ist es wichtig, dass dieses Buch erscheint. Ich hoffe auch, dass es nicht nur Betroffene lesen, sondern auch Personen wie mich, „Getroffene".

Dann hat es seinen Zweck erfüllt. Nicht weg-
schauen, sondern helfen, teilhaben, zuhören.
Mein Leben hat es bereichert.

Danke Euch allen und meinen Respekt, dass
Ihr Euch nicht versteckt, sondern uns mitteilt,
wie es Euch geht ... Lasst Euch aber auch
helfen von denen, die es ernst meinen.

Gastbeitrag von Elvira

Brief einer ganz besonderen Freundin

Liebe Caroline,

jetzt kennen wir uns bereits seit über einem
Vierteljahrhundert. Gemessen an der Mensch-
heitsgeschichte ist das natürlich lächerlich –
für uns aber ist es eine bedeutend lange Zeit.

Was haben wir nicht alles gemeinsam unter-
nommen! Ich denke dabei nicht nur an unsere
gemeinsame Ausbildungszeit in Landau. Die
war ohnehin schnell vorbei. Das ist doch alles
fast gar nicht mehr wahr – so lange wie das her
ist! Obwohl wir nicht denselben Aus-
bildungsberuf ergriffen haben, verloren wir
uns später nie aus den Augen. Es verging ja bei
uns beiden kaum ein Jahr, in dem nicht Ein-
schneidendes passiert wäre, was unsere Exis-

tenzen völlig auf den Kopf gestellt hat.

Es ist gut, sich zu erinnern. Es macht Sinn, die Menschen, die uns im Laufe der Jahre begegneten und auch bestimmte Ereignisse ab und an Revue passieren zu lassen. Sicher verklärt sich vieles nach all den Jahren. Auch ich neige dazu, die Vergangenheit zu polarisieren. In Wirklichkeit war aber nicht alles schwarz oder weiß. Vielleicht war vieles auch einfach nur grau.

Die Schönheit liegt allein im Blick des Betrachters. Entscheidend ist, ob ich mich in der Gegenwart umschaue oder in die Vergangenheit zurückblicke. Manche mögen vielleicht auch einen Blick in die Zukunft wagen. Wir haben das auch gemacht. Auch wir haben geplant, Pläne umgesetzt, Erfolge gefeiert und Niederlagen eingesteckt.

Eine gemeinsame Urlaubsreise war dabei noch die belangloseste Angelegenheit, aber nicht rückblickend. Entscheidend waren unsere Gespräche. Gespräche über Familie, Kinder und Partnerschaft. Freundschaften benötigen Pflege. Das Leben ist ein ständiger Austausch. Sicher waren wir nicht immer einer Meinung. Ich halte es aber für wichtig, sich mit anderen Sichtweisen ebenfalls auseinanderzusetzen. Dabei war kein Gespräch sinnlos oder überflüssig.

Hättest Du es geglaubt, wenn Dir jemand vor zehn Jahren gesagt hätte, wie Dein Leben heute aussieht? Weißt Du noch, was Dir vor zehn Jahren für Dein Leben wichtig war? Im Nachhinein wäre es sicherlich enttäuschend, wenn es die Farbe der Küchentapete oder des Wohnzimmerbodens gewesen wäre. Du siehst, das Leben birgt ständige Veränderungen, neue Niederlagen, aber auch neue Herausforderungen. Wir können den größten Teil des Verlaufes unseres Lebens nicht selbst entscheiden. Wir können lediglich entscheiden, wie wir auf diese Ereignisse reagieren. Dabei ist unser Handeln oft geprägt von Ängsten, vielleicht auch Verzweiflung, aber auch Hoffnung und Zuversicht. Von Vaclav Havel stammt der Satz: *„Hoffnung ist nicht die Erwartung, dass etwas gut ausgeht, sondern die Gewissheit, dass etwas Sinn macht – egal wie es ausgeht."*

Ich erinnere mich noch gut daran, wie sehr Du Dich darüber gefreut hast, die Patenschaft für meine Tochter Anna-Lena zu übernehmen. Jetzt ist sie ja schon richtig groß und auf einem guten Weg zum Erwachsenwerden. Auch Du hast Deinen Teil dazu beitragen, und auch dafür danke ich Dir sehr herzlich. Es ist immer wieder eine Herausforderung, Kinder auf Ihrem Weg ein Stück weit zu begleiten. Da erzähle ich auch Dir wirklich nichts Neues. Wir Menschen–und Du vielleicht in ganz besonderem Maße – neigen gerne dazu, uns ständig neuen Herausforderungen zu stellen, Neues auszuprobieren und manche Ideen auch wieder zu verwerfen. Versuch und Irrtum, oder „trial and error", wie es so schön Neudeutsch heißt.

So - und jetzt möchtest Du ein Buch schreiben. Das ist gut. Vielleicht wird das Buch so gut, dass es auch für viele andere Anstoß und Bereicherung wird. Ich wünsche Dir das von ganzem Herzen. Vielleicht wunderst Du Dich, dass ich bis hierher noch kein Wort über Deine Krankheit verloren habe. Dabei sind wir doch beide in der „Krankheitsbranche" – Entschuldigung, „Gesundheitsbranche" tätig. Krankheit hat in unserer modernen Spaßwelt ja auch gar nichts verloren. Wer will denn schon Krankengeschichten hören. Das ist was für alte Tanten beim Nachmittagskaffeeklatsch. Aber auch ich spüre, dass ein kranker Mensch das Bedürfnis hat, über sein Leid und sein Leben zu reden. Und wieder sind wir genau da, was Leben und menschliche Beziehungen tatsächlich ausmacht. Im Gespräch und im Austausch schließt sich der Kreis.

„Alles Gute zum Geburtstag – und vor allem Gesundheit", „Bleib' gesund!", „Gute Besserung", „Gesundheit ist das höchste Gut". Diese „Glückwünsche" haben auch mich und die Menschen, die mir nahe stehen und standen ein Leben lang begleitet. Aber ist Gesundheit für den Menschen wirklich das höchste Gut? Vielleicht lohnt es sich, mal ernsthaft darüber nachzudenken. Wie gesund muss der Mensch denn sein? Es gibt ja böse Zungen, die behaupten, kein Mensch sei in Wirklichkeit gesund. In diesem Fall sei er nur noch nicht richtig untersucht worden. Die Übergänge sind sicher fließend. Für einen Zirkusartisten wäre es sicher eine Katastrophe, wenn er mit meinen Hüftknochen tauschen müsste ...

Je länger ich darüber nachdenke, desto mehr komme ich zu dem Schluss, dass Gesundheit ein Segen ist, den jeder Mensch sicher verdient hat.

Die höchsten Güter heißen aber anders. Es sind Liebe, Freundschaft, Glaube und Zuversicht.

Deine Susanne

Lieber Gastkommentar einer Freundin

Als Caroline und ich uns vor 25 Jahren kennen lernten, wussten wir Gott sei Dank noch
nicht, was das Leben für uns beide noch an Überraschungen vorgesehen hat. Hätte uns damals jemand gesagt, was uns erwarten würde und dass wir trotz allem die Lebensfreude nicht verlieren, wir hätten diesen „Jemand" für verrückt erklärt.

Nach der Trennung von ihrem Mann, glaubten meine Familie und ich, dass die negativen Ereignisse bei Caroline endlich überstanden waren. Die Diagnose MS war für uns wie ein Sprung ins kalte Wasser. Da ich nicht viel über diese Krankheit wusste, außer, dass dies eine Nervenerkrankung ist und meistens im Rollstuhl endet, gingen mir viele Dingen durch den Kopf: "Wie ist der Krankheitsverlauf? Wie kommt Caroline mit der Diagnose klar? Hat sie die nötige Kraft um den Kindern eine "normale Kindheit" zu ermöglichen?" Nachdem die Diagnose feststand, merkte man Caroline überhaupt nichts an, sie war genauso wie vorher und meisterte ihr Leben nach wie vor mit Bravour.

Da sie im Gegensatz zu anderen doch sehr häufig einen Schub bekam, blieb es nicht aus, dass sich ihr Zustand verschlechterte. Mir fiel auf, dass ihre Merkfähigkeit nachließ und ich zuerst nicht wusste, ob sie bestimmte Dinge vergisst, weil sie überlastet ist, weil sie gerade keine Böcke darauf hat oder dies doch auf die MS zurückzuführen ist. Heute weiß ich, dass dies mit ihrer Krankheit zusammenhängt und reagiere dementsprechend.

Immer wieder stellte ich mir die Frage, warum sie so häufig einen Schub bekommt. Nicht nur die täglichen Aufgaben einer alleinerziehenden Mutter, sondern auch die finanziellen Sorgen und die immer wiederkehrenden Streitereien mit dem Ex, tragen nicht dazu bei, zur Ruhe zu kommen und sind vielleicht eine Erklärung für die häufigen Schübe.

Ich habe es schon oft bedauert, dass wir mehr als 100km auseinander wohnen und ich Caroline leider keine Hilfe anbieten kann.

Leider leben wir in einer Gesellschaft, die es nicht gelernt hat Kranke, Alte und Behinderte in die Gesellschaft zu integrieren. Ich habe erst durch unsere mehrfach behinderte Tochter den

Umgang mit Behinderten gelernt. Für mich ist es immer wieder eine Bereicherung zu sehen, welche Fähigkeiten auch ein schwer behinderter Mensch hat. Diese Erfahrung möchte ich nicht mehr missen.

Es ist toll, dass Caroline sich entschieden hat dieses Buch zu schreiben, denn ich weiß wie viel Überwindung sie dieser Entschluss gekostet hat und ich hoffe, es macht allen Lesern Mut, das eigene Schicksal, egal welcher Art, anzunehmen und das Positive im Leben nicht aus den Augen zu verlieren.

Gabriele

Beitrag meines Papas

Multiple Sklerose, was ist das nur für eine Krankheit!

Die Nachbarin meiner Mutter, die im selben Haus wohnt, deren Tochter hat MS.
Ich war damals 50 Jahre, als ich ihr das erste Mal begegnete. Oft sah ich sie bei meinen Besuchen meiner Mutter. Mit den Jahren ging es Ihr immer schlechter.
Ich sprach oft mit meiner Mutter über sie.

Meine Kinder waren gesund und unser

Leben verlief in geregelten Bahnen. Ich hatte das Gefühl, nur anderen würden solche Erkrankungen passieren.

Vor ca. 8 Jahren wurde meine Tochter geschieden, da gab es sehr viele Stress-situationen für sie.
Caroline hatte plötzlich ein komisches Gefühl in den Beinen, ließ öfters Geschirr fallen und war vergesslich.
Meine Frau und ich wunderten uns, dachten aber es käme von der Scheidung, der daraus resultierenden Probleme und dem vielen Stress. Auch der Arzt war dieser Meinung.

Meine Tochter suchte sich zuerst eine Putzstelle im Hallenbad, dann fand sie eine Arbeitsstelle als MTA. Die Klinik war 20 km von Landau entfernt.
Ein Woche arbeitete sie den ganzen Tag, die darauffolgende Woche hatte sie frei, immer im Wechsel.
In der Firma, wo ich arbeitete hatte ich Gleitzeit und so fuhr ich meine Tochter zur Arbeit.
Auf der Autofahrt erzählte sie mir von Schwierigkeiten bei der Arbeit, wie Konzentrationsproblemen und Angstzu-stände.
Erneut wunderten sich meine Frau und ich, denn Caroline war vorher sehr erfolgreich im Beruf. Wir hatten keine Erklärung dafür.

Während des Strahlenschutzkurses nach Beendigung ihres befristeten Arbeitsvertrags hatte sie dieselben Probleme. Aber sie beendete ihn erfolgreich. In der Mutter-Kind-Kur in Davos im selben Winter ging es ihr körperlich nicht gut.

Zu Hause ging sie zum Neurologen und anschließend zur MRT-Untersuchung. Caroline musste eine Woche zu weiteren Untersuchngen nach Ludwigshafen.

Es war ein Mittwoch. Ich kam in Ihr Zimmer, ihre Mitpatientin und Caroline weinten.

Sie sagten mir, dass sie beide MS hätten.

Ich war so geschockt, dass ich kein Wort sagen konnte. Was hätte ich auch sagen sollen!?!

Wir haben uns dann informiert über die Krankheit, aber bis heute noch nicht richtig verarbeitet. Wir fragen uns oft, warum unsere Caroline?

Unsere Bekannten und Freunde waren entsetzt und hatten Mitleid. Es gab viele „gute Ratschläge"! Auch sagten sie, sie seien immer für uns da, wenn wir sie brauchen würden.

Dies sollte sich herausstellen, dass es nicht so war.

Durch Krankenhausaufenthalte und Schübe von Caroline hatten meine Frau und ich nicht mehr die Zeit zum Ausgehen mit Freunden und mussten oft kurzfristig absagen. Denn in diesen Zeiten betreuten wir unsere Enkelkinder.

Man kann die Krankheit nur in der Familie durch Liebe, Unterstützung und Zusammenhalten bekämpfen und seine eigenen Gedanken für sich behalten.

Die MS erinnert uns jeden Tag, dass sie allgegenwärtig ist und unser aller Leben beeinflusst.

Trotz meiner fremdsprachlichen Schwierigkeiten war ich gerne bereit einen Beitrag zu schreiben und hoffe auf das Verständnis der Leser.

Raymond Régnard

Offenes Ende: Der „Kampf" geht weiter oder vielleicht ein Neuanfang?

Die Hoffnung stirbt zuletzt! Eine schnell dahin gesagte Floskel, die jeder von uns schon einmal gesagt hat. Aber wie wahr und schnell holt mich nun die Gegenwart ein.

Nun schreibe ich mein letztes Kapitel in diesem Buch. Geschriebenes muss ergänzt werden, denn die Realität und somit meine MS haben mich eingeholt.

Ende Januar diesen Jahres hatte ich einen erneuten Schub, den ich ohne Kortison durchgestanden habe. Die MRT-Bilder zeigen eine hohe Krankheitsaktivität. Nun bekommt das Gespenst, dass seit Monaten in meinem Kopf herum spukt, ein Gesicht- Tysabri! Ich habe mich nach zähem Ringen mit mir, Lesen von Fachliteratur und vielen Gesprächen mit Fachärzten entschlossen, doch dieses viel gepriesene Medikament zu infundieren. Leicht habe ich es mir nicht gemacht, weiß Gott nicht! Denn ich gebe zu, eine große Angst vor den Nebenwirkungen zu haben. Vor allem vor der Erkrankung PML (progressive multifokale Leukenzephalopathie). Die Chancen stehen zwar 1:10 000, aber warum sollte es immer nur die anderen treffen, so fragte ich mich zwei Jahre lang. Aber nun ist Schluss mit den negativen Gedanken.

Meine Entscheidung steht fest. Ich werde

Tysabri als Chance sehen, meine MS in den Griff zu bekommen. Heute Abend habe ich mich von den wenigen restlichen Copaxone-Spritzen verabschiedet. Nicht mit weinenden Augen. Die Abende ohne Injektionen beginnen wieder, welch Glücksgefühl.

Ich muss ein paar Wochen Pause machen, damit der Körper das Copaxone abbauen kann. In ein paar Wochen werde ich eine Nacht stationär im Klinikum aufgenommen, um meine erste Tysabri-Infusion zu bekommen. Eigentlich bin ich jetzt beruhigter, denn ich stehe hinter meinem Entschluss, und das ewige Hin und Her hat ein Ende. Planbar ist unser Leben nicht, aber Ziele vor den Augen zu haben, mit offenen Augen und realistischen Gedanken durchs Leben zu gehen, das ist wichtig für mich. Ich will die kommenden zwei Monate bis zur neuen Therapie etwas zur Ruhe kommen. Im Nein-Sagen bin ich schon geübt, das Üben mit der Gelassenheit fällt mir immer noch schwer.

Mit meinen Worten in diesem Buch hoffe ich auf Verständnis für Dinge, die ich nicht um-schrieben habe, sondern wo ich klar und deut-lich meine eigene Meinung kundgetan habe. Ich wünsche MS-Betroffenen und deren Ange-hörigen viel Kraft, Liebe und dass sie ihre Zuversicht nicht verlieren. Wir Betroffenen sitzen mehr oder minder im gleichen Boot. Nur wir können annähernd das empfinden, was diese Erkrankung mit uns macht. Verlieren wir

nicht den Mut trotz MS, auch wenn die Sonne
nicht immer scheint.

Ihnen alles Gute und eine Portion Mut!
wünscht Ihnen

                    Caroline Régnard-Mayer

Fremdwörter zum Nachschlagen

Ataxie: Störung des Bewegungsablaufs

BWS: Brustwirbelsäule

Chronisch progredient: langsam fortschreitend
Cortison: Stresshormon, das durch ACTH aus der Nebennierenrinde freigesetzt wird

Demyelinisierung: Entmarkung einzelner Nervenfasern
Dysästhesien: „verfälschte" od. unangenehme und mitunter schmerzhafte Wahrnehmung von Berührungs- oder Temperaturreizen

Fatigue: vorzeitige Ermüdbarkeit bin hin zur totalen Erschöpfung

Gangataxie: Unsicherheit beim Gehen, die sich als staksiges Gangbild bemerkbar macht

Hirnstamm: verlängertes Rückenmark, verbindet Rückenmark mit Gehirn
Hüftdysplasie: angeborene Verrenkung im Hüftgelenk, Kopf tritt aus der Pfanne

intramedullär: im Rückenmarkskanal
imperativ: zwingend
Koordinationsstörungen: Störung, gezielte Bewegungen auszuführen

Läsionen: Schädigungen und Störungen von Gewebestellen

Liquor: Rückenmarkswasser
LWS: Lendenwirbelsäule
Lumbalpunktion: Rückenmarkspunktion zur Gewinnung von Liquor

motorisch: die Bewegung betreffend
Myelin: Isolationsschicht der Nerven
Nucleusprotrusion: Bandscheibenvorwölbung

Ödem: Flüssigkeitsansammlung
Oliklonale Bande: Verbund spezialisierter Zellen, die das Myelin im ZNS bilden
Opticusneuritis: Sehnerventzündung

Paraesthesien: kribbelnde Missempfindungen, „Ameisenlaufen"
Parese: Lähmung
periventrikulär: am Rande der Gehirnkammern
Plaque: entzündlicher und später narbig veränderter MS-Herd
Polyradiculitis: Virus, der die Wirbelsäule befällt
Protrusion: Vortreibung am Hüftgelenk

Remission: Rückbildung von Symptomen
Rezidiv: Wiederauftreten von Krankheitszeichen

Sklerose: bei der MS narbig verheilter Entzündungsherd
Spastik: erhöhter Muskeltonus
Symptom: Krankheitszeichen

Da ich Zitate liebe, wie Sie sicher schon
bemerkt haben, möchte ich Ihnen Zwei mit auf
den Weg geben- aber bitte das Buch jetzt nicht
zuschlagen- es geht weiter...

Man muss die Zukunft abwarten.
Und die Gegenwart genießen oder ertragen.
(Humboldt)

Bereue nie, was du gemacht hast, wenn du
in diesem Augenblick glücklich warst!
(unbekannt)

Was mir noch am Herzen liegt, kommt zum Schluss!

Den größten Dank spreche ich meinen Kindern für ihre riesengroßen Geduld aus!
Danken möchte ich auch meinen Eltern für ihre große Unterstützung.

Meinen Freundinnen und ihren Familien für ihre Geduld und dass sie zu mir halten. Tief berührt haben mich meine Freundinnen Susanne, Gabi und Elvira, auch meinem Papa mit ihren Beiträgen. Toll, dass ihr den Mut hattet zu schreiben.

Danke an sehr vielen Korrektur- und Testlesern, ebenso dem Lektorat.

Einen herzlichen Dank geht an meinen geschätzten Neurologen Dr. Ehrhardt und seine netten, immer hilfsbereiten Arzthelferinnen.
Auch an die Ärzte und Pflegedienste des Klinikums Ludwigshafen, die mich behandeln und Menschen, die mich beraten und unterstützt haben, ebenso unsere Selbsthilfetruppe.

Stolz bin vor allem auf mich, dass ich es gewagt habe, dieses Buch zu schreiben und mein Inneres preisgegeben habe. Es fiel mir nicht immer leicht.

Ergänzung zu meinem ersten Buch

Leider schlichen sich bei der Erstauflage meines Buchs zwei Absatzfehler ein. Außerdem lagen mir die Themen Selbsthilfegruppe und meine viermonatigen Erfahrungen mit der Tysabri-Therapie am Herzen. Ich möchte auch Betroffenen, die wie ich nach erfolglosen Interferon- und Copaxone-Therapien bei der Behandlung eines hochaktiven schubförmigen Verlaufs, mit dem viel versprechendem Medikament Natalizumab (Tysabri) angelangt sind, vielleicht weiterhelfen oder die noch unschlüssig sind, informieren aus meiner Sicht..

Wie schon in den vorigen Kapiteln kann ich nur von meinen persönlichen Erfahrungen berichten und möchte keine Empfehlungen aussprechen. Jeder MS-Betroffene wird im Laufe der Jahre seine eigene Geschichte, seine Empfindungen und Therapien durchleben. Ich habe nun wieder einen neuen Weg beschritten, hoffnungsvoll schaue ich in die Zukunft. Das Vergangene ist abgeschlossen, der Kampf mit der Krankheit geht weiter, aber erneut mit voller Kraft nach vorne. Unterkriegen lasse ich mich nicht, auch wenn es weniger gute Tage auch bei mir gibt. Erkennen, dass man die Sonnentage zu schätzen lernt, gibt Auftrieb und macht mich mutig.

Viele Leser erzählten mir, dass sie sich in meinem Buch wiedergefunden haben und meine Offenheit schätzten. Nun, das war mir sehr wichtig, offen und ehrlich zum Leser zu sein und ich konnte auch einigen Menschen Mut machen. Wir MS-Betroffene sitzen doch irgendwie im gleichen Boot, trotz den 1000 Gesichtern der Multiple Sklerose.

Oktober 2009

Tysabri - meine Chance!

Am 7. Juli 2009 fuhr ich ins Klinikum Ludwigshafen um meine erste Infusion zu bekommen.
Nervlich angespannt bis aufs äußerste, nahm
ich zielstrebig den Aufzug in den 5.Stock, die
neurologische Aufnahme war mein Ziel. Auf
dem Flur begegnete ich meinem behandelnden
Arzt aus der MS-Ambulanz, der mich begrüßte
und mir Mut machte, da ihn meine Nervosität
regelrecht auffiel. Während des Wartens in der
„neurologischen Sitzecke" fiel die Angst plötzlich von mir und ich wusste endlich, ich hatte
doch die richtige Entscheidung getroffen. Nach
dem vielen Papierkrieg ging ich in den 6.Stock
zu meiner ach so bekannten Station! Bilder von
dem Tag der Erstdiagnose und meinem letzten
stationären Aufenthalt flogen mir nur so um
den Kopf. Nachdem ich aber dann bekannte Gesichter unter den Schwestern entdeckte, fühlte
ich mich ein wenig beruhigter. Ein Zimmer
wurde mir zugewiesen. Auch dieses Mal hatte
ich Glück mit meiner Zimmermitbewohnerin,
eine sehr liebenswerte, vitale 90-jährige Dame.
Da ich ja nur für eine Nacht stationär aufgenommen wurde, war das Auspacken schnell
erledigt.
Auch hier ging der Papierkrieg nochmals los,
zuerst die Schwestern mit unzähligen Fragen
und anschließend untersuchte mich der Stationsarzt. Alle mir schon bekannten Fragen
wurden erneut gestellt und er war beeindruckt
von meinen mitgebrachten Kopien und MRT-
Bilder. Die Runde ging an mich. Mir wurde ein

Medikamentenpass ausgehändigt, den ich ab sofort immer bei mir führen sollte. Dann Blutabnahme um die Entzündungsparameter abzuklären. Beim Legen des Venenzugangs brachte ich den Stationsarzt dann doch ins Schwitzen, meine Venen wollten nicht so wie er und meine gelassene und muntere Art irritierten ihn doch sehr. Auch diese Runde ging an mich. Mit Humor verdränge ich viel, kann so die mir durch die MS aufgelegten Gegebenheiten annehmen, wobei dies nicht jeder verstehen kann. Wie sollte er auch!

Nach etlichen Stunden des Wartens, die ich mit Lesen und sehr netten Gespräche mit der älteren Dame verbrachte, spazierte der Stationsarzt, jetzt auch mit heiterer Miene in unser Zimmer. In der Hand die Tysabri-Infusion!
Durch das schnelle Anlegen konnte ich nur ein Kribbeln im Bauch verspüren, die Angst blieb zu meinem Glück auf der Strecke. Schon nach kurzer Zeit schlief ich ein und erwachte erst kurz bevor die Flasche leer lief. Welch riesengroßen Appetit verspürte ich. Am liebsten hätte ich meiner Zimmernachbarin den Kuchen aus der Hand gerissen! Leider musste aber noch eine kleine NaCl-Flasche angehängt werden zum Durchspülen der Venen. Kaum abgestöpselt, rief ich bei einem Bekannten an, der im Klinikum arbeitet, um mit ihm das Kuchenbüffet der Cafeteria zu stürmen. Wenn nach jeder Infusion der Appetit gesteigert ist, werde ich mich warm anziehen müssen oder Diättage einplanen.

Wie schon beim Spritzen von Copaxone verspürte ich kaum Nebenwirkungen. Die Müdigkeit verschwand zu Hause nach zwei Tagen
und die Appetitsteigerung war nur ein Stroh-
feuer.

„Autorischer" Höhenflug

Mein neu erschienenes Buch verlieh mir Flügel. Als erstes mussten die Redaktionen sämtlicher Fachzeitschriften angeschrieben werden, ein Flyer gestaltet und in den MS-Portale machte ich auf mein Buch aufmerksam, noch vieles mehr nahm meine Zeit in Anspruch. Zum Glück waren zu diesem Zeitpunkt Sommerferien.

Schon nach der ersten Tysabri-Infusion fühlte ich mich körperlich besser, hatte ein Leistungshoch. Bemerkbar machte es sich vor allem beim Sport. Im Fitnessstudio steigerte ich meine Laufstrecke von Woche zu Woche. Zuerst war ich etwas vorsichtig, fast ängstlich, da ich solche Leistungssteigerungen schon lange nicht mehr kannte. Die letzten zwei Jahre ging es eher bergab statt bergauf, nun wendete sich das Blatt!

Meine zweite Tysabri-Infusion bekam ich ambulant erneut im Klinikum Ludwigshafen.
Wieder nahm ich den Fahrstuhl in den 5.Stock, Papierkrieg in der MS-Ambulanz und der neurologischen Aufnahme, Begrüßungsritual durch meinen behandelten Arzt. Es wurde dieses Mal extra für mich ein uralter Liegestuhl in den Patientenaufenthaltsraum geschoben, da normalerweise keine ambulanten Infusionen im Klinikum durchgeführt werden. Wie dies mein behandelter Neurologe durchboxte, geschweige denn abrechnen sollte,

wird mir immer ein Rätsel bleiben.

Die Stationsärztin legte mir mit Ruhe und ein-
maliger Treffsicherheit den Zugang und hängte
dann die Tysabri-Infusion an. Leider schlief ich
dieses Mal nicht, denn der Stationsalltag und
das Kommen und Gehen der Patienten machten dies unmöglich. Aber der Hunger meldete
sich schon während dem Infundieren und auf
das nette Fragen der Schwester nach einem
Mittagessen, schlug ich nicht aus. Meine Selbst-
disziplin war lobenswert, aß nur ein Drittel der
Speisen!

Nach mehreren „Besuchen" der Stationsärztin
und meines behandelten Arztes, der mir auch
den Brief mitgab, war nur noch die NaCl-
Flasche zu überstehen. Nach 3,5 Stunden des
Wartens und Infundierens, wollte ich nur noch
raus und stellte die Flasche etwas schneller.
Kaum leer gelaufen, klingelte ich und es
musste nur noch eine Schwester mir die Nadel
ziehen - weg war ich. Mein Sofa zuhause und
die Ruhe riefen nach mir, denn meine Kinder
waren auf Kurzurlaub für drei Tage auf zwei
Großelterns verteilt. Es ist besser für beide,
wenn sie von solchen Tage des
„Schlechtgehens" so wenig als möglich, mit-
bekommen.

Haribo macht Kinder froh - mich und Bea ebenso!!

Dienstag 1. September. Schon wieder sind vier Wochen vorbei. Die Zeit verging wie im Fluge, aber auch das Nachlassen der Wirkung von Tysabri macht sich seit drei Tagen bemerkbar. Ich erschöpfte schneller und war körperlich nicht mehr so leistungsfähig. Dies bringt mich nicht aus der Fassung, denn das "Aufladen meiner Akkus" ist dank Tysabri nun gesichert.

Meine Freundin Bea ist aus München angereist, aber natürlich nicht eigens wegen mir, sondern wegen unserem Klassentreffen aus der Maria-Ward-Schulzeit am Wochenende. Bea und mich verbindet eine 28-jährige Freundschaft, unsere gemeinsame Schulzeit, erste zarte Freundschaften mit dem anderen Geschlecht, Berufsjahre, die uns beide räumlich trennten, aber nicht entzweiten. Die Hoch und Tiefs des Lebens wurden per Telefon und Briefen besprochen und beweint, Trost gespendet, wo nötig und Mut für neue Wege gemacht. Nun Bea wurde nun mein „Klinikbegleiter" für meine dritte Infusion.

Wieder eine Autofahrt nach Ludwigshafen. Dieses Mal mit Austausch der neusten Ereignisse unserer Familien, Aufzug rauf in den 5. Stock und die übliche Anmeldung. Nach endlosen eineinhalbstündigen Warten mit einer großen Haribotüte im dem von mir schon bekannten Patientenaufenthaltsraum, legte mir die Stationsärztin den Zugang und die Tysabri-Infusion an. Nach zwei Stunden guter Verträglichkeit des Medikaments, konnten wir nach Hause fahren.

Am Tag der Infusion verspüre ich einen enormen Heißhunger gespickt mit leichten Magenschmerzen. Dieses Phänomen sollte mir jemand einmal erklären. Wenn ich andere Mitpatienten danach frage, bestätigen sie mir zwar den Appetitanstieg, aber nicht die Magenschmerzen. Nun gut, wird wohl mein empfindlicher Magen daran schuld sein. Die einzige nennenswerte Nebenwirkung ist die enorme Müdigkeit ein bis zwei Tage danach. Habe ich doch somit glatt eine passende Ausrede für mein Mittagsschläfchen! Die anschließenden drei Wochen verspüre ich ein Leistungshoch, das mir mehr Lebensqualität schenkt. Selbst im Fitnessstudio konnte ich meine Strecke in den letzten vier Monaten auf dem Laufband von 500m auf 3,3 km erhöhen. Stolz bin ich auf mich und mein Ziel bis Ende des Jahres 4 km zu schaffen. In kleinen Schritten, aber für mich mit großer Wirkung.

Ich weiß, dass ich mit dem Medikament Tysabri auf dem richtigen Weg bin. Die Angst bezüglich der PML ist in die letzten Schubladen meines Bewusstseins verbannt. An die angeordneten dreimonatigen Blutabnahmen zur Bestimmung der Leberwerte und des Blutbildes, werde ich mich strikt halten. Auch sollte eine Titerbestimmung gegen

Natalizumab (Wirkstoff von Tysabri) alle 9 Monate mitbestimmt werden. Ein Schädel-MRT wird nach dem Ermessen des Neurologen zumindest einmal im Jahr angeordnet.

(Anmerkung: Stand 02/2016)
Ausführliche Informationen über Tysabri finden Sie in zweiten Buch, der Fortsetzung von "Frauenpower trotz MS".
Ich infundierte drei Jahre dieses Medikament, dann musste ich abrupt die Therapie abbrechen, Verdacht auf PML. Es bestätigte sich zum Glück nicht. Durch den mittlerweile Test für den JC-Virus (löst eine PML aus), der nun auf dem Markt war, bestimmte man ein positives Ergebnis. Nachdem der Befund ein dreiviertel Jahr vorher bei Markteinführung des Test, negativ war und ich über die Zwei-Jahres-Grenze lag, übernahmen die Ärzte nicht mehr die Verantwortung. Ich beugte mich dem Unabwendbaren und stand wieder ohne Therapie da. Zumindest hatte ich unter Tysabri nur zwei Schübe.

Ende meiner Ergänzungen!

Nun schließe ich mein Buch, sicher für längere
Zeit, aber die Fortsetzung wird irgendwann
folgen!!

Herzlichst
Caroline Régnard-Mayer

MS -Meine Sonne ... warum nicht einmal positiv denken! Teil 3

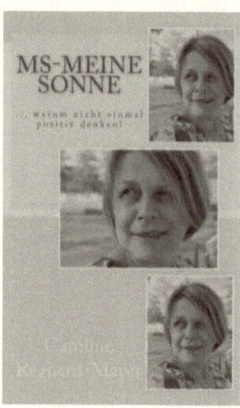

ISBN: 978-1519316424
84 Seiten, Verlag CreateSpace

Mit diesem dritten Teil der Frauenpower-Trilogie möchte ich all diejenigen erreichen, die auch auf der Suche sind und Lebenskrisen verarbeiten wollen. Die durch den Kauf dieses Buches hoffentlich einige Denkanstöße finden, Angehörige besser mit ihrer Außenseiter-Situation zurechtkommen und mit Liebe, Geduld und Kraft einen gemeinsamen Weg zu finden. Mir liegt am Herzen meine Erfahrungen, mein fachliches Wissen über die MS und Zuwendungen, die ich in all den Jahren erfahren durfte, weiterzugeben.

Die Diagnose Multiple Sklerose war eine Aufforderung an mich, sich dem Leben, meinem Leben, zu stellen! Ich bin nicht daran zerbrochen, ich bin gewachsen an neuen Aufgaben, beschenkt worden von Menschen und wachgerüttelt worden, dass aufgegebene Träume noch gelebt werden können. Was zuerst als Kampf und Aversion von mir gesehen wurde, kippte nach kräftezehrenden und schubreichen Jahren zu Akzeptanz und bedachtem Handeln mit Ruhe!

Lassen Sie sich etwas trösten von mir, dass es zwar keine Lösung für das Leben mit unserer Erkrankung MS gibt, aber sie kann die Sonne in uns zum Strahlen bringen!

-Frauenpower trotz MS Teil- 3-

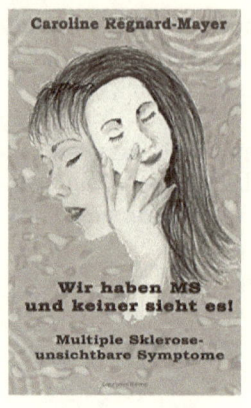

Wir haben MS und keiner sieht es!
Multiple Sklerose-
unsichtbare Symptome

Die Autorin ist bekannt durch zahlreiche Bücher über das Thema Multiple Sklerose. Mit Ihrem Buch "Frauenpower trotz MS - Trilogie" und ihrem Kochbuch "Guten Appetit MS" schrieb sie sich in die Herzen der Leser. Aber auch in ihrem Buch "Mademoiselle klopft an meine Tür!" berührt sie Menschen mit der Krankheit Depression, informiert und lässt den Humor trotz ernstem Thema nie außen vor.

Die angeblich unsichtbaren Symptome sind für uns, die an der neurologischen Erkrankung Multiple Sklerose erkrankt sind, ganz und gar nicht unsichtbar! Wer von uns MS-Betroffenen hat nicht schon so oft hören müssen: "Man sieht Ihnen ja gar nichts an!", "Sie sehen so gesund aus.", "Was!? Sie sind unheilbar krank, sie sehen aus wie das blühende Leben!" oder "Sie können doch laufen!".

Deswegen schrieb ich dieses Buch, um ein Sprachrohr für all die Menschen zu sein, die sich täglich mit der Unsichtbarkeit auseinander setzen müssen und das Wichtigste: Außenstehende, Angehörige und Unwissende aufzuklären und zu vermitteln, helfen, informieren und das Lachen trotz unsichtbarer Last nicht zu verlernen.

ISBN: 978-1508418603, 88 Seiten,
Verlag CreateSpace

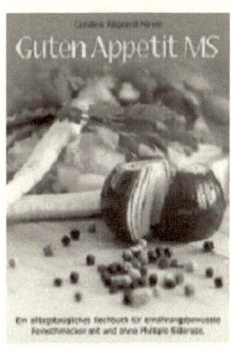

Guten Appetit MS

Ein alltagstaugliches
Kochbuch für jedermann
mit und ohne Multiple
Sklerose

Lust einmal etwas Besonderes und Gesundes zu kochen? Dann sind Sie hier genau richtig. Das andere Kochbuch - keine Diäten oder sonstige Neuheiten! Die Autorin hat Rezepte niedergeschrieben, die aus ihrer vegetarischen und veganen Ernährung resultieren, die aber jederzeit für Fleischesser ergänzt werden können. Essen muss schmecken, auch wenn man an einer chronischen Erkrankung wie der Multiplen Sklerose leidet. „Kleine Sünden in Form von Kuchen und Desserts gönne auch ich mir." schreibt die Autorin. Jeder Genießer wird in diesem Kochbuch fündig, ob für Singles, für die Familie oder für Gäste gekocht wird.

Nach dem Motto:

Man soll dem Leib etwas Gutes bieten, damit die Seele Lust hat, darin zu wohnen.
(Winston Churchill)

Probieren Sie es aus!

ISBN: 978-3735-723185, 116 Seiten
Verlag Books on Demand

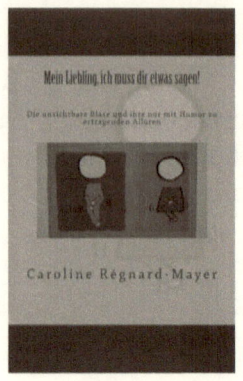

Mein Liebling, ich muss dir etwas sagen!

Die unsichtbare Blase und ihre nur mit Humor zu ertragenden Allüren

Ein humorvolles Büchlein, geschrieben mit einem lachenden und einem weinenden Auge, mit Geschichten über die Allüren unserer Blase. Die Autorin bricht ein Tabu, und berichtet über ein Thema, worüber Betroffene leiden, sich jedoch schämen. »Sie sollten uns nicht peinlich sein, diese Allüren. Ich möchte Ihnen die Angst vor dem eigenen Malheur nehmen und das Wichtigste - lachen aus tiefstem Herzen! Lachen ist die beste Medizin und kann so befreiend sein. Manches ist eben mit Humor besser zu ertragen.« Medizinische Aspekte werden erklärt, damit der Leser versteht. Die Autorin gibt Hilfestellung im Alltag rund um das Thema Blase, hilfreiche Tipps aus der Medizin und beschreibt Übungen. Seien Sie gespannt! Ich danke für die freundliche Genehmigung der Veröffentlichung einer Collage von Phil Hubbe und seiner Vita, ebenso der Autorin Wiebke Worm mit Illustrationen.

ISBN: 978-1523651184, 108 Seiten
Verlag CreateSpace